Therapie der Adipositas im Kindes- und Jugendalter

Therapie der Adipositas im Kindes- und Jugendalter

# Therapie der Adipositas im Kindes- und Jugendalter

*Das Adipositas-Schulungsprogramm OBELDICKS*

von

Thomas Reinehr, Michael Dobe
und Mathilde Kersting

unter Mitarbeit von

Anne Diesing, Annette Hepp, Claudia Kattke, Petra von Köding,
Karl Rose und Anke Wollenhaupt

Hogrefe · Verlag für Psychologie
Göttingen · Bern · Toronto · Seattle

*Dr. med. Thomas Reinehr*, geb. 1969. 1989-1995 Studium der Humanmedizin in Düsseldorf. 1997 Promotion. Seit 1996 Wissenschaftlicher Mitarbeiter an der Universität Witten Herdecke, Oberarzt in der Vestischen Kinderklinik. 2001 Facharztprüfung als Pädiater. Seit 1999 Aufbau einer ambulanten Adipositasschulung für Kinder und Jugendliche in Kooperation mit dem Forschungszentrum für Kinderernährung, Dortmund.

*Dipl.-Psych. Michael Dobe*, geb. 1973. 1994-2000 Studium der Psychologie in Düsseldorf. Seit 2000 Psychologe auf der Psychosomatischen Station der Vestischen Kinderklinik in Datteln. Außerdem Schmerztherapeut am Institut für Kinderschmerztherapie und pädiatrische Palliativmedizin in Datteln.

*PD Dr. troph. Mathilde Kersting*, geb. 1946. 1967-1971 Studium der Haushalts- und Ernährungswissenschaften in Bonn. 1975 Promotion. Seit 1971 Wissenschaftliche Mitarbeiterin am Forschungsinstitut für Kinderernährung (FKE) in Dortmund und seit 1975 Leiterin der Arbeitsgruppe Ernährungsverhalten. 2000 Habilitation.

**Bibliografische Information Der Deutschen Bibliothek**

Die Deutsche Bibliothek verzeichnet diese Publikation in der Deutschen Nationalbibliografie; detaillierte bibliografische Daten sind im Internet über <http://dnb.ddb.de> abrufbar.

© by Hogrefe-Verlag, Göttingen • Bern • Toronto • Seattle 2003
Rohnsweg 25, D-37085 Göttingen
**http://www.hogrefe.de**
Aktuelle Informationen • Weitere Titel zum Thema • Ergänzende Materialien

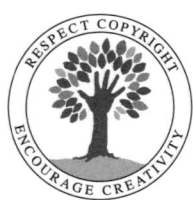

Satz: Beate Hautsch, Göttingen
Gesamtherstellung: AZ Druck und Datentechnik GmbH, 87437 Kempten/Allgäu
Printed in Germany
Auf säurefreiem Papier gedruckt

ISBN 3-8017-1658-9

# Inhaltsverzeichnis

# Geleitwort

Übermäßiges Körpergewicht ist heute die häufigste ernährungsabhängige Gesundheitsstörung bei Kindern und Jugendlichen in Deutschland. Ungefähr jedes 6. Kind ist davon betroffen. Bei 7 bis 8 % aller Kinder und Jugendlichen liegt eine Adipositas vor. Übergewicht und Adipositas bei Kindern und Jugendlichen können bedeutsame Folgen für die seelische und körperliche Entwicklung der Betroffenen haben. Eine möglichst frühzeitige Behandlung einer die Gesundheit gefährdenden Vermehrung des Körpergewichts ist deshalb wünschenswert.

In dem hier vorliegenden Buch von Herrn Dr. Thomas Reinehr, Herrn Dipl.-Psych. Michael Dobe und Frau PD Dr. Mathilde Kersting werden klar und verständlich die Ursachen und Folgen der Adipositas im Kindes- und Jugendalter einleitend dargestellt. Dann wird zunächst theoretisch in ausführlicher Form beschrieben, wie eine nach dem heutigen Kenntnisstand aus der Literatur konzipierte, langfristige und erfolgreiche Behandlung der Adipositas im Kindes- und Jugendalter aussehen sollte. Das dann aufgezeigte Schulungsprogramm OBELDICKS basiert auf diesen Erkenntnissen. Dieses wird im praktischen Teil des Buches ausführlich und anschaulich beschrieben.

Das dargestellte Schulungsprogramm OBELDICKS für Kinder und Jugendliche mit Adipositas ist eines der am besten erprobten interdisziplinären Programme in unserem Land. Besonders hervorzuheben ist, dass es an einer Kinderklinik von Kinder- und Jugendärzten in Kooperation mit Ernährungsfachkräften und Psychologen entwickelt wurde. Diese Entwicklung wurde durch die Arbeitsgemeinschaft der Krankenkassen aus der Region unterstützt und das Programm wird von allen gesetzlichen Krankenkassen der Region finanziert. Eine solche Entwicklungsarbeit zusammen mit den Kostenträgern ist beispielhaft für die Schaffung neuer Behandlungswege bei chronischen Krankheiten.

Bei der inhaltlichen Gestaltung des Schulungsprogramms sind die in der Literatur beschriebenen wirksamen Therapiebausteine von zentraler Bedeutung. Besonders hervorzuheben ist der intensive Elternkurs, die Möglichkeit der individuellen psychologischen Beratung der Familie (Kapitel 2.7) und die in der Etablierungsphase durchgeführten Elterngesprächskreise (Kapitel 2.8). Die intensive Einbeziehung der Eltern und der Familie der betroffenen Kinder und Jugendlichen in die Behandlung ist ein wesentliches Merkmal des OBELDICKS-Programms und ist sicher auch für die dokumentierten guten Erfolge des Programms verantwortlich.

Es wäre zu wünschen, dass das OBELDICKS-Programm, das zur Zeit von sehr engagierten Mitarbeitern der Vestischen Kinderklinik in Datteln unter Leitung von Herrn Prof. Andler angeboten wird, auch in anderen Kinderkliniken und Therapiezentren etabliert werden kann.

Ulm, Januar 2003

PD Dr. Martin Wabitsch
Universitäts- und Poliklinik
für Kinder- und Jugendmedizin

# Kapitel 1

# Theoretische Grundlagen

## 1.1 Klinische Symptomatik, Epidemiologie, Entstehung und Folgen der Adipositas

### 1.1.1 Definition und Häufigkeit der Adipositas im Kindes- und Jugendalter

Die Adipositas ist durch einen erhöhten Körperfettanteil an der Gesamtkörpermasse definiert (Barlow, 1998). Entsprechend internationalen Empfehlungen wird Adipositas mit Hilfe des Körper-Massen-Index (Body Mass Index (BMI)[1]) definiert. Für Kinder und Jugendliche sind alters- und geschlechtsbezogene BMI-Percentilen erforderlich, wobei man bei Werten oberhalb der 90.

Percentile von Übergewicht und oberhalb der 97. Percentile von Adipositas spricht. Als Referenzdaten sollten in Deutschland die BMI-Percentilen der Arbeitsgemeinschaft Adipositas im Kindes- und Jugendalter (AGA) verwendet werden (Kromeyer, 2001; Leitlinien AGA) (siehe Abbildung 1 und 2).

Die Adipositas stellt in allen Industrienationen die Volkskrankheit Nummer eins dar (Kiess, 2001). Zur Zeit ist in Deutschland eins von sechs Kindern übergewichtig (Wabitsch, 2002). Wie in allen Industrienationen ist nicht nur die Häufigkeit, sondern auch das Ausmaß der Adipositas steigend (Müller, 1998; Livingstone, 2000; Kromeyer, 1998).

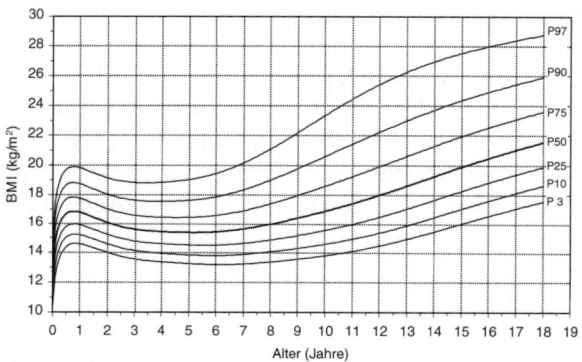

**Abbildung 1:** Perzentile für den Body Mass Index von Jungen im Alter von 0 bis 18 Jahren

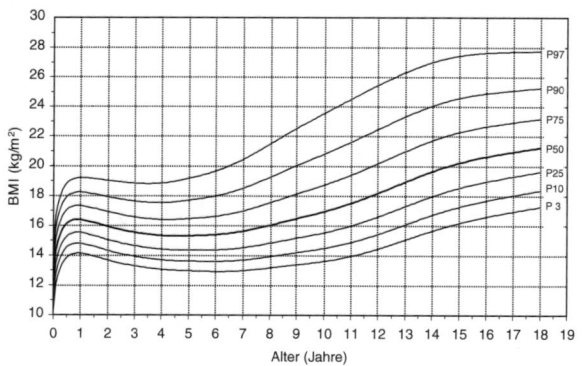

**Abbildung 2:** Perzentile für den Body Mass Index von Mädchen im Alter von 0 bis 18 Jahren

---

[1] BMI = Gewicht in Kilogramm / (Größe in Meter)²

### 1.1.2 Ursachen der Adipositas im Kindes- und Jugendalter

Genetische Faktoren, menschliches Verhalten, Umwelt- und Lebensbedingungen sind multifaktoriell an der Entstehung der Adipositas beteiligt. Eine Vermehrung des Fettgewebes und damit der Energiespeicher des Körpers tritt auf, wenn die Energiezufuhr den Energieverbrauch übersteigt. Ungefähr die Hälfte des täglichen Energieverbrauchs ist durch genetisch fixierte Stoffwechselvorgänge bestimmt, die nicht willentlich steuerbar sind. Der Anteil genetischer Faktoren bei der Regulation der Körperfettmasse wird auf bis zu 70% geschätzt (Farooqi, 2000). Eine Gewichtszunahme kann durch übermäßige Energiezufuhr und/oder körperliche Inaktivität bedingt sein. Die Nahrungsaufnahme wird im Wesentlichen vom Hunger-Sättigungs-Empfinden, für dessen Regulation auch genetische Faktoren relevant sind, externen Stimuli, dem Geschmack und dem Angebot an Nahrungsmitteln bestimmt. Das Ausmaß der körperlichen Bewegung hängt von der aktiven sportlichen Bewegung, der Bewegung im Alltag (z.B. Schulweg) und sitzenden Tätigkeiten (Fernseh-, Computerkonsum) ab.

Somatische Erkrankungen als Ursachen des Übergewichts sind mit einer Häufigkeit von weniger als 1% sehr selten (Reinehr, 2001, 2002). Vor allem endokrinologische und syndromale Erkrankungen sind in Betracht zu ziehen (siehe Tabelle 1). Monogene genetische Erkrankungen stellen eine Rarität dar (Farooqi, 2000).

**Tabelle 1:** Somatische Ursachen der Adipositas

| Somatische Erkrankungen, die zu Übergewicht führen: | |
|---|---|
| **Endokrinologisch** | Schilddrüsenunterfunktion, Cushing-Syndrom, Wachstumshormonmangel, Pseudohypoparathyreoidismus, Hypothalamisches Syndrom |
| **Syndromal** | z. B. Prader Willi Syndrom, Bardet Biedel Syndrom |
| **Genetisch** | z. B. Mutation Melanocortin 4-Rezeptor (MC4R) |

Neben somatischen können auch psychiatrische Erkrankungen (insbesondere Essstörungen) eine Adipositas auslösen oder unterstützen. Essen wird eingesetzt um Stress und Frust abzubauen, Trauer und Ängste kurzfristig zu betäuben und Langeweile zu überbrücken (Rist, 1995). Dieses emotionsinduzierte Essverhalten führt durch eine Entkopplung der Nahrungsaufnahme vom Hunger häufig zur Aufnahme kalorienreicher Nahrungsmittel. Familiäre Bedingungen wie elterliche Berufstätigkeit oder Vernachlässigung können dabei eine wichtige Rolle spielen.

Für den dramatischen Anstieg der Prävalenz der Adipositas müssen die ebenfalls deutlichen Veränderungen von Umgebungsfaktoren in Betracht gezogen werden. Fehlende Bewegungs- und Spielbereiche beeinflussen das Bewegungsverhalten der Kinder und Jugendlichen ungünstig (Kohl, 1998). Der Grad der körperlichen Aktivität von Kindern und Jugendlichen wird maßgeblich durch den Grad der körperlichen Aktivität der Eltern beeinflusst (Moore, 1991). Die modernen Möglichkeiten der Fortbewegung und die Tätigkeit vor Bildschirmen sowie Fernsehen haben in den letzten Jahren zu einem deutlichen Rückgang der täglichen körperlichen Aktivität auch bei Kindern und Jugendlichen geführt (Hill, 1998). Das Ausmaß des Fernseh- und Computerkonsums korreliert mit dem Ausmaß der Adipositas (Gortmaker, 1996). Fernsehen ist körperliche

Inaktivität und regt gleichzeitig zum Verzehr energiereicher Nahrungsmittel an.

Nahrungsmittelauswahl und Ernährungsgewohnheiten der Kinder und Jugendlichen hängen stark von denen ihrer Eltern ab. Querschnittsuntersuchungen zur Ernährung bei Kindern und Erwachsenen konnten zeigen, dass die Prävalenz und das Ausmaß der Adipositas direkt mit der Menge des konsumierten Fetts korreliert. Fette haben die höchste Energiedichte (9 kcal/g) und führen gegenüber Proteinen und Kohlenhydraten (je 4 kcal/g) zu einer geringeren Sättigung. Fettreiche Nahrungsmittel stellen viele Süßigkeiten und Fast-Food Gerichte dar. Jugendliche essen heute ein Drittel aller Mahlzeiten außerhalb ihrer Familie, vorwiegend in der Schule und in Fast-Food-Restaurants. Darüber hinaus nimmt der tägliche Verzehr von beiläufig konsumierten Lebensmitteln („snacking") mit hoher Energiedichte zu (Jahns, 2001). Eine weitere nicht zu unterschätzende Energiequelle sind gesüßte Getränke (Harnack, 1999).

### 1.1.3 Folgen der Adipositas im Kindes- und Jugendalter

#### Medizinische Folgen

Aus übergewichtigen Kindern werden meist auch übergewichtige Erwachsene (Mossberg, 1989), wobei das Risiko mit steigendem Alter und Maß des Übergewichts zunimmt (Serdula, 1993). Je früher die Adipositas im Kindesalter beginnt, desto höher ist die Mortalität und Morbidität (Freedman, 2001). Die Mortalität und Morbidität wird vor allem durch Erkrankungen des Herz-Kreislaufsystems, den Diabetes mellitus Typ 2 und einen Gelenkverschleiß (Arthrose) bestimmt. Die Kosten für das Gesundheitssystem verursacht durch Adipositas werden in Deutschland auf 8 bis 13 Milliarden Euro/Jahr geschätzt (Schneider, 1996).

Als Folgen der Adipositas treten häufig bereits im Kindesalter Bluthochdruck, Fettstoffwechselstörungen und bei adoleszenten Mädchen ein polyzystisches Ovarsyndrom auf (Reinehr, 2001, 2002). Auch die Häufigkeit des Typ 2 Diabetes mellitus ist bei adipösen Jugendlichen zunehmend (Sinha, 2002). Neben diesen Komplikationen sind orthopädische Probleme (z. B. Knicksenkfuß, Genu valgum) sowie Infektionen in den Hautfalten bei adipösen Kindern relativ häufig.

All diese Erkrankungen führen meist aber nicht zu einem Leidensdruck.

## Psychosoziale Folgen

Der Leidensdruck adipöser Kinder ergibt sich aus den psychosozialen Konsequenzen. Adipositas wird von der Gesellschaft gerne als das Ergebnis von Bequemlichkeit und mangelnder Willenskraft angesehen. Bereits Kindergartenkinder scheinen ein negatives Bild adipöser Personen verinnerlicht zu haben. Zeigt man Kindern Bilder von normalgewichtigen und übergewichtigen sowie behinderten Kindern, so beurteilen sie die übergewichtigen als am unbeliebtesten und wären am wenigsten gerne mit ihnen befreundet (Dietz, 1995). Adipöse Kinder und Jugendliche haben ein geringes Selbstwertgefühl. Sie leiden unter Hänseleien ihrer Altersgenossen und der sozialen Isolation. Rund ein Fünftel aller adipösen Kinder und Jugendlichen sind ängstlich, depressiv und haben soziale Probleme (Epstein, 1993).

Im Jugendalter werden soziale und wirtschaftliche Benachteiligungen offenkundig (Gortmaker, 1993): Adipöse bekommen schlechtere Ausbildungsplätze und verdienen weniger. Adipöse Mädchen finden seltener einen Partner.

## 1.2 Diagnostik bei Adipositas im Kindes- und Jugendalter

Vor Beginn jeder Behandlung sollte immer eine medizinische und psychologische Diagnostik durch einen Kinderarzt eventuell in Kooperation mit einem Psychologen/Psychiater stehen. Diese dient der Erfassung des Ausmaßes des Übergewichts, dem Ausschluss von Grunderkrankungen und der Erfassung der Komorbidität.

### 1.2.1 Medizinische Diagnostik

Da Adipositas über einen erhöhten Anteil der Körperfettmasse definiert wird, setzt die Diagnose Adipositas streng genommen eine Bestimmung der Körperzusammensetzung voraus. Entsprechende Methoden sind jedoch sehr aufwändig und invasiv (z. B. Dual Energy X-ray Absorptiometry), so dass in der Praxis das Ausmaß der Adipositas mit dem Body Mass Index (BMI) erfasst wird. Der Standard Deviation Score (SDS)

des BMI gibt an, um ein wie Vielfaches einer Standardabweichung ein individueller BMI ober- oder unterhalb des BMI-Medianwertes liegt und erlaubt somit einen intra- und interindividuellen Vergleich unabhängig von Alter und Geschlecht. Die komplizierte Berechnung kann im Internet erfolgen (www.my-bmi.de). Erfahrungsgemäß können sich die Kinder und und Jugendlichen sowie die Eltern unter dem BMI und SDS-BMI nicht viel vorstellen, so dass sich zur Darstellung gegenüber den Patienten das relative Übergewicht besser eignet.

Relatives Übergewicht in Prozent:

$$\frac{(BMI_{ist} - BMI_{50.Percentile}) \times 100}{BMI_{50.Percentile}}$$

Die Hautfaltendickemessung mit dem Calipometer ist eine weitere einfache Untersuchung zur Bestimmung der Körperfettmasse, wenn sie auch mit einer erheblichen inter- und intraindividuellen Fehlerbreite behaftet ist. Aktuelle Referenzpercentilen fehlen für deutsche Kinder und Jugendliche. Das Verhältnis des Hüftumfangs zum Taillenumfang, welches bei adipösen Erwachsenen zur Risikoabschätzung der Komorbidität verwendet wird, zeigt im Kindesalter keine Korrelation zu Folgeerkrankungen (Goran, 1999).

Das genaue diagnostische Vorgehen zum Ausschluss von somatischen Grunderkrankungen kann entsprechenden Übersichtsarbeiten (Reinehr, 2001, 2002) entnommen werden. Hinweise auf Grunderkrankungen stellen Kleinwuchs und verminderte Wachstumsgeschwindigkeit (→ hormonelle Erkrankungen) sowie geistige Retardierung und Dysmorphiestigmata (→ syndromale Erkrankungen) dar (siehe Abbildung 3). Hinweisend für eine genetische Ursache der Adipositas ist eine sich früh manifestierende extreme Adipositas durch Hyperphagie bei fehlendem Sättigungsgefühl. Symptome, die häufig bei Adipösen anzutreffen sind und keiner weiteren Abklärung bedürfen, sind Striae distensae und eine Pseudogynäkomastie.

Zur Erfassung der Komorbidität gehört die Bestimmung des Blutdrucks, des (LDL-)Cholesterins und der Triglyceride. Orthopädische Veränderungen (v.a. Genu valga und Knicksenkfüße) sollten nicht übersehen werden. Weitere Untersuchungen sind bei Auftreten spezifischer Symptome erforderlich (siehe Abbildung 4).

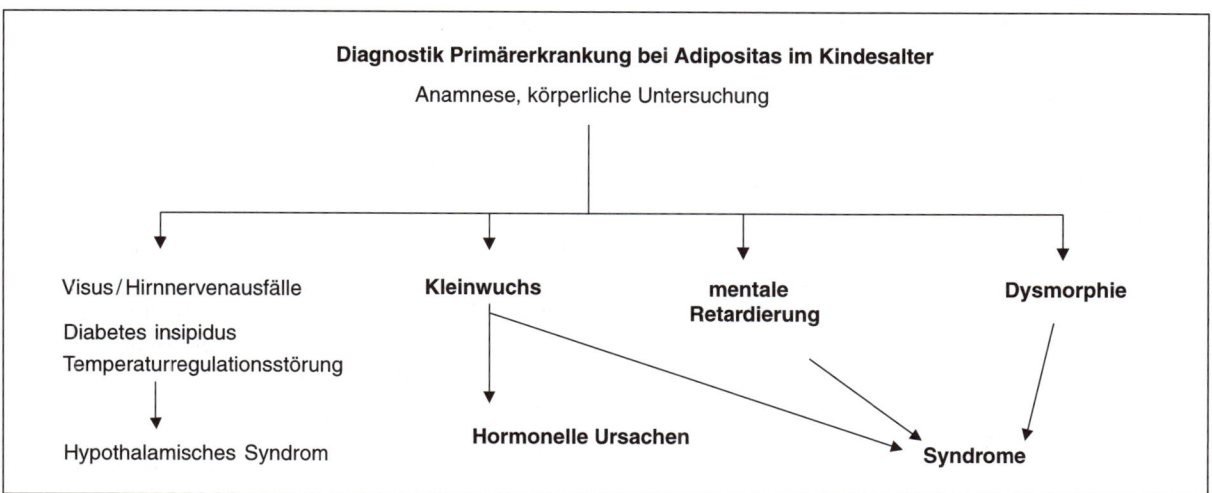

**Abbildung 3:** Leitsymptome somatischer Grunderkrankungen bei Adipositas

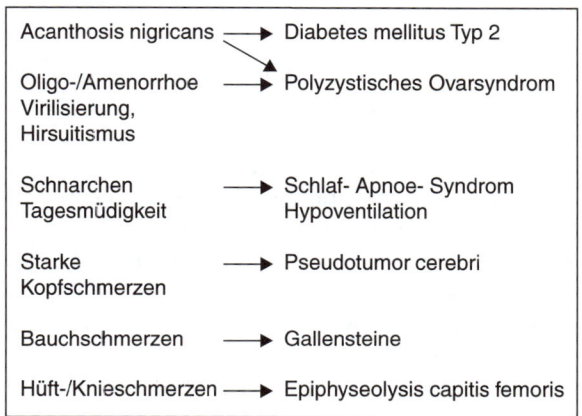

**Abbildung 4:** Leitsymptome der Folgeerkrankungen bei Adipositas

## 1.2.2 Psychologische Diagnostik

Ziel der psychologischen Diagnostik ist es die adipösen Kinder und Jugendlichen zu identifizieren, bei denen die Adipositas durch eine psychische Grunderkrankung verursacht oder aufrechterhalten wird. Beispiele sind Essstörungen (Bulimie, Binge eating disorder), depressive Episoden, Aufmerksamkeitsdefizitsyndrom, ausgeprägte Angststörung, posttraumatische Belastungsstörung oder dissoziale Verhaltensweisen. Die Leitsymptome dieser Erkrankungen sind in Abbildung 5 aufgeführt. Bei Kindern, welche unter den genannten Symptomen leiden, ist eine Behandlung der Adipositas erst nach Therapie der psychischen Erkrankung sinnvoll. Die eher externalisierenden Verhaltensauffälligkeiten sind gut bei der Erstvorstellung zu eruieren und häufig der Familie schon bekannt. Die eher internalisieren-

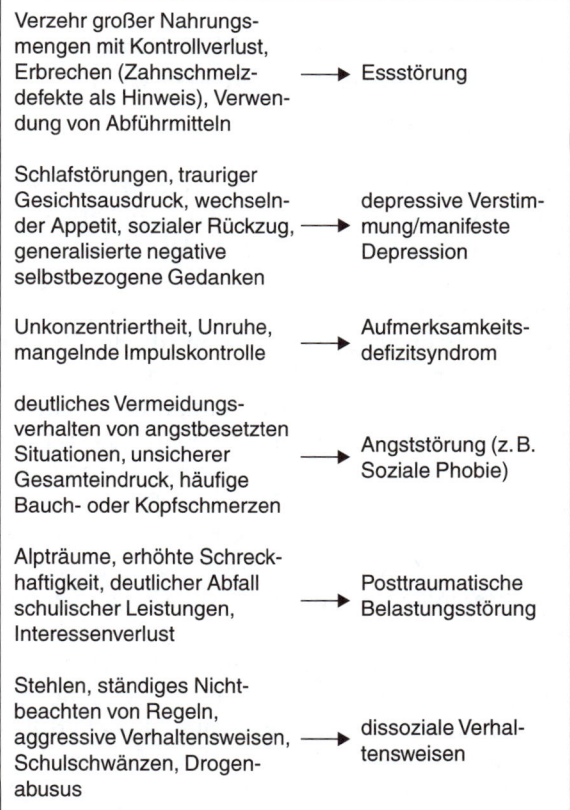

**Abbildung 5:** Leitsymptome psychischer Grund- und Begleiterkrankungen bei Adipositas

den Verhaltensauffälligkeiten (z.B. depressive Episoden) sind zu Beginn häufig schwer zu beurteilen. Bei Verdacht können standardisierte Fragebögen zur Diagnostik eingesetzt werden (vgl. Kasten 1). Die Vergabe einer psychiatrischen oder psychologischen Diagnose sollte nur durch einen erfahrenen Psychologen oder Psychiater erfolgen.

**Kasten 1:** Standardisierte Fragebögen

- Angstfragebogen für Schüler von Wieczer-kowski et al. (1974)
- Fragebogen zu Problemen und Störungen im Essverhalten von Westenhöfer et al. (1998)
- Depressionsinventar für Kinder und Jugend-liche von Stiensmeier-Pelster et al. (2000)
- Fragebogen zur Erfassung aggressiver Stö-rungen (EAS-J) von Petermann und Peter-mann (1980)
- Impact of event-scale-revised von Maercker (1997) bei Verdacht auf posttraumatische Belastungsstörung
- Verhaltensstörungen: Child Behavior Check-list (CBCL) von der Arbeitsgruppe Kinder-, Jugendlichen- und Familiendiagnostik (1994)

## 1.3 Grundlagen der Adipositas-behandlung im Kindes- und Jugendalter

Ohne Behandlung ist keine Reduktion des Über-gewichts bei adipösen Kindern zu erwarten (Reinehr, 2003; Eliakim, 2002). Die Behandlung der Adipositas ist oft schwierig und frustrierend. Präventionsprogramme in den Schulen haben sich als nicht wirksam erwiesen, da die Kinder stigmatisiert werden (Edmunds, 2001). Ein ein-maliges Beratungsgespräch führt zu keiner dauer-haften Gewichtsreduktion (Reinehr, 2003). Eine medikamentöse oder chirurgische Behandlung wie auch Formuladiäten sind allenfalls bei einer extremen Adipositas im Kindesalter indiziert (Leitlinien AGA; Daniels, 2001). Da eine geneti-sche Veranlagung der Adipositas nicht heilbar ist, müssen sich die therapeutischen Maßnahmen auf eine Veränderung des Verhaltens konzentrie-ren. Entscheidend für den Erfolg ist eine langfris-tige Veränderung des Ernährungs-, Ess- und Be-wegungsverhaltens durch Selbstreflexion und Selbstbewertung (Epstein, 2001; Robinson, 1999).

Ziele aller Behandlungsversuche der Adipositas im Kindesalter sollten sein (IOM, 1995; Ellrot, 1997):
1) eine Verringerung des Übergewichts, welche bei wachsenden Kindern durch einen Ge-wichtsstillstand erzielt werden kann (Ed-munds, 2001),
2) eine Verringerung der Komorbidität,
3) eine langfristige dauerhafte Umstellung der Verhaltensweisen die zu Übergewicht führen, wie kalorienreiche Ernährung, mangelnde Be-wegung und emotionsinduziertes Essverhalten unter
4) Vermeidung von unerwünschten Nebenwir-kungen (z. B. Essstörungen).

Wenn es gelingt, einen Verlust des Übergewichts um mehr als 5% über ein Jahr zu erzielen, kann mit einer Verbesserung der übergewichtsassozi-ierten Erkrankungen gerechnet werden (Barlow, 1998). Nach erfolgreicher Gewichtsreduktion muss ein Individuum in der Regel deutlich weni-ger Kalorien zu sich nehmen, um dieses Gewicht zu halten, als ein Individuum, das dieses Gewicht schon immer hatte. Eine Reduktion des Körper-gewichts führt zu Veränderungen des Stoffwech-sels, des sympathischen Nervensystems und der Schilddrüsenhormonproduktion, die den Grund-umsatz vermindern (Wabitsch, 2002; Reinehr, 2002).

Mit Ausnahme der extremen Adipositas werden von Expertengremien ambulante Maßnahmen zur Behandlung empfohlen (Barlow, 1998). Trotz der Vielzahl der adipösen Kinder und Jugendli-chen liegen über ambulante Behandlungsmetho-den bisher nur wenige Erfahrungen vor (Reinehr, 2002). In den vereinzelt evaluierten Therapiean-geboten liegen die Erfolgsquoten zwischen 46 und 93% bei einer Abbrecherquote von 6 bis 34% (Epstein, 2001). Dabei zeigt sich, dass mit einer Kombination aus Bewegungs-, Ernährungs- und Verhaltenstherapie die besten Erfolge zu erzielen sind. Die Eltern sollten immer in die Therapie mit eingezogen werden (Epstein, 2001), da familiäre Einflüsse eine wichtige Rolle in der Entstehung der Adipositas spielen können und die Eltern eine Modellfunktion für ihre Kinder besitzen (Peter-mann, 1999). Eltern sowie die Kinder und Ju-gendlichen sollten getrennt geschult werden (Pe-termann, 1999). Die Erfolgsraten liegen bei Kindern höher als bei Erwachsenen (Jeffrey, 2001). Eine Intervention bereits im Kindesalter erscheint auch unter diesem Aspekt sinnvoll.

Schulungen in Form einer Gruppentherapie sind kostengünstiger als individuelle Behandlungen und können ein motivationsförderndes Gruppen-gefühl aufbauen (Robinson, 1999). Die Teilneh-mer profitieren von den Interaktionen (Robinson, 1999). Eine alleinige Gruppentherapie wird je-doch meist den Bedürfnissen des Individuums und seiner individuellen Lebenslage nicht gerecht (Zwiauer, 2000). Deshalb sollten auch an die je-weilige Lebenssituation angepasste Einzelge-spräche mit Kind und Familie in die Behandlung integriert werden.

Zum Einstieg in die Therapie der Adipositas eignet sich im Kindes- und Jugendalter eine ambulante Schulung, wie sie in Kapitel 2 dieses Buches beschrieben ist (Leitlinien AGA). Die Behandlung sollte nach der Schulung langfristig fortgesetzt werden. Der Aufbau eines Netzwerkes mit Elternselbsthilfegruppen, Adipositassportgruppen und einer Adipositasambulanz bietet sich hierzu an (Reinehr, 2001).

## 1.4 Bewegungstherapie

Körperliche Aktivität führt nicht nur zu einem vermehrten Energieverbrauch sondern fördert auch Kraft, Schnelligkeit und Koordination. Durch die steigende Muskelmasse wird der Grundumsatz erhöht und damit die Gewichtsabnahme erleichtert (Mahon, 2000; Gruber, 1989). Körperliche Aktivität vermindert auch die Folgeerkrankungen der Adipositas (Wirth, 2000; Kraues, 2002).

Ein zur Gewichtsreduktion „ideales" Sportprogramm würde vor allem aus aerobem Ausdauertraining bestehen wie Walken, Schwimmen oder Rad fahren eventuell kombiniert mit einem Krafttraining des Muskel- und Halteapparats (Kamper, 2002). Gerade Schwimmen und Rad fahren eignen sich zur Gelenkschonung bei Adipositas. Die gleichförmige kontinuierliche Belastung eines Ausdauertrainings ist jedoch für Kinder und Jugendliche unattraktiv. Bevorzugt werden von Kindern Mannschaftsportarten, die motivationsfördernd sind und viele soziale Komponenten beinhalten. Auf Grund des Laufens mit Tempowechseln, plötzlichen Beschleunigungen und Abbremsmanövern können diese zu einer orthopädischen Belastung der bei Adipösen häufig schon veränderten Gelenke führen (Kamper, 2002).

Die traditionelle Sportpädagogik ist überwiegend leistungsorientiert und basiert auf Vormachen, Nachmachen und Korrektur. Dies kann besonders bei adipösen Kindern und Jugendlichen zu Überforderungssituationen und zu Misserfolgserlebnissen führen mit der Folge eines tiefsitzenden Misstrauens in die eigene Fähigkeit zur Körperbeherrschung. Die so entstandene Bewegungshemmung und -vermeidung hat häufig eine gleichzeitige Reduzierung des Selbstbewusstseins zur Folge.

Eine weitere Schwierigkeit der Sporttherapie zur Gewichtsreduktion liegt im immensen Aufwand. Um z.B. den Kaloriengehalt einer Banane (ca.

200 kcal) „abzutrainieren" sind 30 Minuten Basketballspiel bei einem 50 kg schweren Menschen erforderlich. Regelmäßiger Sport mindestens fünfmal pro Woche über 30 Minuten ist erforderlich um einen Gewichtseffekt zu erzielen (Hagan 1986). Ferner ist ein Sportprogramm zwangsläufig immer zeitlich limitiert. Die Sporttherapie ist daher in der Behandlung der kindlichen Adipositas nicht unumstritten, da eine Bewegungssteigerung bei Adipösen langfristig erfolgen muss (Dietz, 1995; Epstein, 1995).

Wichtiger als eine zeitlich begrenzte aktive sportliche Betätigung ist die dauerhafte Steigerung der Bewegung im Alltag (z.B. Gestaltung des Schulwegs) und die Reduktion von sitzenden Tätigkeiten (vor allem des Fernsehkonsums) (Dietz, 1995; Epstein, 1995). Alleine tägliches Treppensteigen statt Fahrstuhlbenutzung führt bei Erwachsenen zu einer Gewichtsreduktion von 3 kg in einem Jahr (Wirth, 1986).

### Psychomotorik

Als Baustein in der Behandlung der kindlichen Adipositas ist die Bewegungstherapie trotz der oben beschrieben Schwierigkeiten jedoch unverzichtbar. Eine speziell gestaltete Bewegungstherapie wie z.B. in Form der Psychomotorik hat außer einem gesteigerten Energieverbrauch viele weitere Vorteile. Neben dem Aufbau eines motivationsfördernden Gruppengefühls können das Selbstbewusstsein der Kinder gestärkt und ein neues Körpergefühl vermittelt werden (Tortolero, 2000).

Das ganzheitliche Konzept der Psychomotorik wurde für bewegungs-, verhaltens- und lerngestörte Kinder entwickelt (Kiphard, 1976). Das Konzept der Psychomotorik ist eine ganzheitliche Erziehung und Persönlichkeitsbildung über motorische und wahrnehmende Lernprozesse, die zu einer Verhaltensveränderung und zu einer Verbesserung der Körperkoordination führen sollen. Sie ist eine Fördermaßnahme, die auf die individuelle Entwicklung des Menschen ausgerichtet ist und sowohl innerlich als auch äußerlich etwas in Bewegung bringen soll. Von großer Bedeutung ist es dabei die Stärken, Ressourcen und das Lernniveau des Einzelnen anzusprechen. Wesentliche Pfeiler sind das Selbstfinden, Explorieren und Experimentieren. Die Kinder und Jugendlichen suchen sich ihren Fähigkeiten entsprechend einen Bewegungsraum, der nicht durch Misserfolge gestört wird. In einer Atmosphäre, die von Zuwendung und Akzeptanz bestimmt ist, können die Kinder eigene Stärken herausfinden, Schwierigkeiten und Schwächen überwinden lernen und ein neues Gefühl für die Bewegung entstehen lassen. Die Kinder werden in der Psychomotorik ermutigt Eigeninitiative zu entwickeln und Inhalte aktiv mit zu gestalten. Sie lernen durch ihr verbessertes Selbstvertrauen die eigenen Stärken konstruktiv zu nutzen. Dies wiederum fördert die Persönlichkeitsbereiche der Ich-, Sach- und Sozialkompetenz. Diese positiven Erfahrungen und das Bewusstsein darüber, wieviel Freude die Bewegung machen kann, können dazu führen, dass sich die Kinder wieder gerne bewegen.

## 1.5 Ernährungstherapie

Empfehlungen für die Ernährung adipöser Kinder und Jugendlicher unterscheiden sich nicht grundsätzlich von den generellen Empfehlungen für die Kinderernährung. Aus wissenschaftlicher Sicht sind die Empfehlungen für die Nährstoffzufuhr und die Prävention späterer ernährungsmitbedingter Krankheiten zu berücksichtigen (DGE, 2000; ESPGHAN, 1994). Aus praktischer Sicht müssen nährstoffbezogene Empfehlungen in lebensmittel- und mahlzeitenbezogene Empfehlungen umgesetzt werden, damit sie für Kinder und Eltern verständlich werden. Auch Essensvorlieben von Kindern und Jugendlichen sollten einbezogen werden, denn Kinder essen auf Dauer nur das, was ihnen schmeckt (Birch, 1979). Alle diese Anforderungen erfüllt das vom Forschungsinstitut für Kinderernährung Dortmund (FKE) entwickelte Konzept der Optimierten Mischkost „optimiX" (Kersting, 1993; FKE, 2001).

In der derzeitigen Ernährung von Kindern und Jugendlichen tragen Eiweiß, Fett und Kohlenhydrate (Zuckerzusätze) zu 13 : 38 : 49 zur Energiezufuhr bei, in der Optimierten Mischkost dagegen zu 15 : 30 : 55 (Kersting, 1998). Der Zuckerzusatz beträgt in der derzeitigen Ernährung 14%, in der Optimierten Mischkost dagegen 5%. Die Optimierte Mischkost ist somit eine fett- und zuckerreduzierte Kost mit hohem Anteil pflanzlicher Lebensmittel, wie sie zur Reduktion der Energiezufuhr in der Behandlung adipöser Kinder und Jugendlicher international empfohlen wird (Barlow, 1998).

Die Optimierte Mischkost ist kein starres Ernährungsschema, sondern ein Rahmen, der Spielraum für individuelle Ernährungsgewohnheiten lässt. Als solcher wird die Optimierte Mischkost auch von der AGA für die Ernährungstherapie adipöser

Kinder und Jugendlicher empfohlen (Leitlinien AGA). Starre Diätpläne, z.B. Reduktionsdiäten mit 1000 oder 1500 Kalorien, oder Außenseiterdiäten, sind für die Ernährung adipöser Kinder und Jugendlicher nicht zu empfehlen, da damit eine altersgemäße Nährstoffzufuhr gefährdet wird (Mast, 2000). Das Zählen von Kalorien ist nicht nur ungenau sondern auch langweilig für Kinder. Die Sicherheit und Wirksamkeit von Formuladiäten zur Gewichtsreduktion bei Kindern und Jugendlichen sind bisher nicht wissenschaftlich überprüft.

### Lebensmittelauswahl

Für die Lebensmittelauswahl in der Optimierten Mischkost werden nur drei einfache Regeln benötigt:

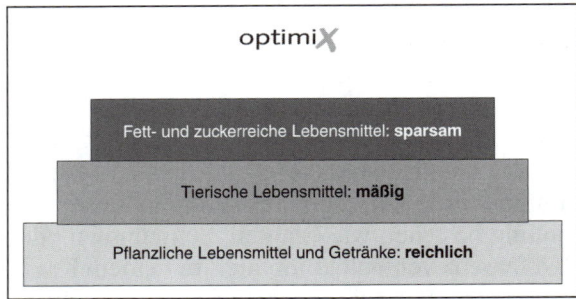

**Abbildung 6:** Aufbau der Optimierten Mischkost

Diese Regeln gelten unabhängig vom Alter. Adipöse und nicht adipöse Kinder und Eltern können im Prinzip dasselbe essen, nur die Portionsgrößen unterscheiden sich entsprechend dem individuellen Energiebedarf.

Die Vermittlung der Regeln für die Lebensmittelauswahl erfolgt im Adipositas-Schulungsprogramm OBELDICKS im Wesentlichen visualisiert mit Hilfe der Ampelfarben: grün für reichlich, gelb für mäßig und rot für sparsam bzw. selten. Verbote von Lebensmitteln sind nicht nur aus psychologischen Gründen ungünstig (Westenhöfer, 1999). Erfolgversprechender ist es Austauschmöglichkeiten für kalorien- und fettreiche Produkte aufzuzeigen (Epstein, 2001).

### Altersentsprechende Verzehrsmengen

Anhaltswerte für altersbezogene Verzehrsmengen der verschiedenen Lebensmittelgruppen zeigt das Arbeitsblatt Ernährung I (siehe Kapitel 3, S. 69) (DGE, 2000). Die Angaben für 13- bis 14-jährige Jugendliche können auch als Orientierungswerte für Erwachsene bzw. Eltern dienen, deren Energiebedarf im Durchschnitt demjenigen von 13- bis 14-jährigen Jugendlichen entspricht.

Empfohlen werden Lebensmittel mit hohen Nährstoffdichten, d. h. hohen Gehalten an Vitaminen und Mineralstoffen bezogen auf den Energiegehalt. Empfohlene Lebensmittel liefern 90% der Energiezufuhr und gleichzeitig alle benötigten Nährstoffe. Deshalb können die restlichen 10% der Energiezufuhr in Form von Lebensmitteln mit niedrigen Nährstoffdichten, wie Süßigkeiten, Snacks und Fastfood, verzehrt werden, ohne dass die Nährstoffzufuhr dadurch beeinträchtigt wird.

Bei vielen adipösen Kindern und Jugendlichen kann bei Orientierung an der Optimierten Mischkost eine Gewichtskonstanz erreicht werden

(Jerk, 2000). Grundsätzlich ist es wichtig, dass die adipösen Kinder und Jugendlichen und ihre Familien in dem hier aufgezeigten Rahmen ihren eigenen Weg zu einer langfristig praktikablen Ernährung finden (Edmunds, 2001).

## 1.6 Verhaltenstherapie

Verhaltenstherapeutische Verfahren gehören zum Standardrepertoire in der Behandlung der Adipositas im Kindesalter (Epstein, 2001). Die Verhaltenstherapie der Adipositas ist anderen psychologischen Interventionsverfahren überlegen (Warschburger, 1999). Beispiele für Methoden und Begriffe in einem kognitiv-behavioralen Verhaltenstraining für adipöse Kinder und Jugendliche können der Tabelle 2 entnommen werden.

**Tabelle 2:** Methoden im kognitiv-behavioralen Verhaltenstraining für adipöse Kinder und Jugendliche (Rist, 1995; Warschburger, 1999; Robinson, 1999; Bandura, 1986; Israel, 1994)

| Methodik | Beispiele |
|---|---|
| Verhaltensverträge | – Vertrag zwischen Therapeut und Klient |
| Token-Programme | – Verstärkerpläne |
| Selbstbeobachtung | – Protokoll des Ernährungs-, Ess- und Bewegungsverhaltens<br>– Gewichtsprotokoll |
| Selbstbewertung | – Eigene Bewertung der Ernährungsprotokolle |
| Selbstverstärkung | – Selbstlob bei Erreichen von Etappenzielen |
| Impulskontrolltechniken | – Kleiner Süßigkeitenteller zum Einteilen für eine Woche<br>– Ablenktechniken<br>– Kognitive Techniken wie z. B. STOP-Technik |
| Selbstinstruktion | – „Wenn ich gleich den Kiosk sehe, gehe ich an ihm vorbei und denke daran, wie stolz ich zu Hause auf mich sein werde, wenn ich nichts zu Essen gekauft habe!" |
| kognitive Umstrukturierung | – „Wenn mich jemand wegen meines Aussehens hänselt, dann ist das selber eine arme Wurst!" |
| Selbstwirksamkeit | – Überzeugung, dass man die Fähigkeiten der Impulskontrolle und Frustrationstoleranz in einem ausreichenden Maß besitzt um Verführungssituationen erfolgreich bestehen zu können |
| Problemlösestrategien | – Selbstsicherheitstreppe: 1) Beschreibung Problem, 2) Definition des gewünschten Verhaltens, 3) Sammlung von Lösungsmöglichkeiten, 4) Bewertung der Lösungsmöglichkeiten |
| Training sozialer Kompetenzen | – Rollenspiele zum Umgang mit Hänseleien oder Verführungssituationen |
| Modelllernen | – Eltern als Vorbild für das Ernährungs-, Ess- und Bewegungsverhalten |
| Rückfallprophylaxe | – Regelmäßiges Protokollieren des Gewichts und Selbstbewertung des Ernährungs-, Ess- und Bewegungsverhaltens |

Ziel des (Ess-)Verhaltenskurses in der Adiposi-
tastherapie sollte die Umformung rigiden Essverhaltens (z. B. „ich trinke nie mehr Kakao") zu fle-
xiblem Essverhalten (z. B. „diese Woche trinke
ich statt an 7 Tagen nur an 5 Tagen Kakao") sein
sowie die individuelle Entwicklung von Problemlösestrategien für Verführungssituationen wie
z. B. Geburtstag oder der Besuch eines Fastfood-
Restaurants. Da viele adipöse Jugendliche über
ein niedriges Selbstwertgefühl verfügen, bietet
sich ein spezielles Problemlösetraining für den
Bereich Selbstsicherheit an.

Den Eltern sollten Techniken wie Belohnung, Verstärkung und Verträge nahe gebracht werden, um
ihre Kinder bei der Gewichtsabnahme zu unterstützen (Petermann, 1999; Robinson, 1999). Dabei
sollte das Verhalten und nicht der Gewichtsverlauf
oder die Person bewertet werden. Zuwendung
oder gemeinsame Aktivitäten sind dabei Lebensmitteln, Sachgegenständen oder Geld als Belohnung vorzuziehen. Die Eltern sollten lernen konsequent zu sein, um paradoxe Botschaften zu
vermeiden und inadäquates Verhalten nicht zu unterstützen (Robinson, 1999). Darüber hinaus besitzen die Eltern eine wichtige Modellfunktion (Robinson, 1999). In der Elterntherapie kann zudem
eine strukturierte Familienberatung als eine unterstützende Maßnahmen zur Krankheitsbewältigung
angeboten werden (Petermann, 2001).

Für die Individualtherapie und die Familienberatung bietet sich neben einem kognitiv-behavoria-
len Ansatz auch die systemische Therapierich-
tung an (Satir, 1997; von Schlippe, 2000). Diese
geht davon aus, dass das adipöse Kind innerhalb
der Familie durch sein Übergewicht wichtige
Funktionen erfüllt oder eine Nichtbeachtung fa-
miliärer Zusammenhänge eine Veränderung un-
möglich macht. Werden solche und andere systemischer Zusammenhänge ignoriert, kann eine
Folge sein, dass einzelne Familienmitglieder eine
Veränderung als unattraktiv ansehen und einge-
führte Veränderungen mehr oder weniger offen
boykottieren (z. B. fühlt sich der adipöse Vater
gegenüber seiner Frau dadurch entlastet, dass der
Sohn ebenfalls sehr viel und zu schnell isst). Monokausale Schuldzuschreibungen sollten hinter-
fragt und multifaktoriell umstrukturiert werden.
Über die Neubewertung des Verhaltens („Refra-
ming") und unter Einbeziehung systemischer
Sichtweisen wird eine Entlastung des Kindes erreicht. Als weitere Hilfe eignen sich verschiedene
Methoden des Neurolinguistischen Programmie-
rens (NLP) und des lösungsorientierten systemischen Ansatzes (de Shazer, 1992).

## 1.7 Evaluation der Behandlung

Das Institute of Medicine (IOM) hat verbindliche
und vergleichbare Kriterien für die Evaluation
von Gewichtsmanagementprogrammen vorgegeben (IOM, 1995). Das Therapieprogramm muss
dabei:
1. zum Individuum passen
2. sicher und vernünftig sein
3. erfolgreich sein.
Die Evaluation soll auf vier Ebenen erfolgen (Ellrot, 1997; IOM, 1995):
1. langfristiger Gewichtsverlust
2. Verbesserung Adipositas-assoziierter Erkrankungen
3. Verbesserung des Gesundheitsverhaltens
4. Monitoring von Nebenwirkungen.
Zusätzlich kann die Evaluation durch Messung
der Lebensqualität erweitert werden.

Größe, Gewicht und daraus berechnet der SDS-
BMI sollten bei jeder ärztlichen Vorstellung ermittelt werden (Reinehr, 2002). Die Komorbidität (siehe Kapitel 1.2) sollte mindestens einmal
jährlich erfasst werden (Leitlinien AGA). Zur Erfassung von ernährungs- und gewichtsbezogenen
Einstellungen und Verhaltensweisen der Kinder
ab dem 11. Lebensjahr bietet sich das „Inventar
zum Essverhalten und Gewichtsproblemen für
Kinder" (IEG-Kind) (Diehl, 1999) an. Zur diffe-
renzierten Erfassung der Ernährungsgewohnheiten kann für Kinder ab dem Grundschulalter das
Verfahren des Lebensmittelhäufigkeitsfragebo-
gens (Food Frequency Questionnaire) verwendet
werden. Bei älteren Kindern und Jugendlichen
kommt in Abhängigkeit von der Motivationslage
auch ein Ernährungstagebuch bzw. Ernährungsprotokoll in Frage. Zur Erfassung des Selbstwer-
tes der Kinder bzw. Jugendlichen wird von der
Arbeitsgemeinschaft für Adipositas im Kindesalter (AGA) vorgeschlagen, bis zum 14. Lebensjahr die Aussagenliste zum Selbstwertgefühl für
Kinder und Jugendliche (ALS) zu verwenden
(Schauder, 1991). Mit diesem Verfahren kann der
Selbstwert in den Bereichen Schule, Freizeit, Familie erfasst werden. Für ältere Jugendliche ab
dem 14. Lebensjahr wird der Offer-Selbstbildfra-
gebogen vorgeschlagen (Steinhausen, 1989). Zur
Erfassung der gesundheitsbezogenen Lebensqualität von Kindern und Jugendlichen existieren
validierte Fragebögen für unterschiedliche Altersgruppen (z. B. Inventar zur Erfassung der Lebensqualität bei Kindern und Jugendlichen (ILK)
(Mattejat, 1998)).

## 1.8 Das Adipositas-Schulungs-programm OBELDICKS

Das Adipositas-Schulungsprogramm OBEL-DICKS[2] wurde in der Vestischen Kinderklinik in Kooperation mit dem Forschungsinstitut für Kinderernährung Dortmund (FKE) und der Arbeitsgemeinschaft der Krankenkassen aus der Region entwickelt. Sie wird von allen gesetzlichen Krankenkassen der Region finanziert.

Bausteine der Schulung sind eine kindgerechte Bewegungs-, Ernährungs- und Verhaltenstherapie einschließlich einer individuellen Betreuung von Kind und Familie. Die Schulung wird von einem interdisziplinären Team aus Kinderärzten, Diätassistentinnen/Oecotrophologen/innen, Psychologen/innen und Motopäden/innen gestaltet.

Die Bewegungstherapie basiert auf der Psychomotorik (siehe Kapitel 1.4), die Ernährungstherapie auf dem Präventionskonzept der „Optimierten Mischkost" (siehe Kapitel 1.5) und die Verhaltenstherapie auf behavorial-kognitiven Methoden (siehe Kapitel 1.6). Bei der individuellen Beratung der Familie werden behavorial-kognitive Methoden und Techniken der systemischen Familientherapie verwendet (siehe Kapitel 1.6).

Vor Aufnahme in die Schulung wird eine pädiatrische Basisuntersuchung zum Ausschluss von Grunderkrankungen und zur Erfassung von Folgeerkrankungen sowie zum Motivationsnachweis durchgeführt (siehe Kapitel 2.2 und Kapitel 1.2).

Die Kinder und Jugendlichen werden in der Schulung nach Geschlecht und Alter (Altersgruppen: 7 bis 10, 11 bis 14 Jahre) aufgeteilt. Die Gruppengröße beträgt 6 bis 8 Kinder bzw. Jugendliche. Die Schulung wird über ein Jahr durchgeführt, gegliedert in mehrere Phasen (siehe Abbildung 7). Die Bewegungstherapie in Form der Psychomotorik wird über das gesamte Jahr einmal pro Woche angeboten. In der ersten Phase (Intensivphase) über 3 Monate finden der Ernährungskurs und der (Ess-)Verhaltenskurs für die Kinder und Jugendlichen sowie der Elternkurs statt. In der zweiten Phase (Etablierungsphase) über 6 Monate werden den Familien neben den Elterngesprächskreisen circa 6 individuelle Familiengespräche angeboten. Bei krisenhaften Situationen, z.B. bei einer Gewichtszunahme, können zusätzliche Gespräche vereinbart werden. In der dritten Phase des Programms (betreute Entlassung in den Alltag) über 3 Monate kann bei auftretenden Schwierigkeiten jederzeit eine weitere individuelle Betreuung erfolgen.

Vor, während und nach Teilnahme an der einjährigen Schulung steht den Kindern und ihren Familien ein Netzwerk aus Adipositassportgruppen und Elternselbsthilfegruppen zur Verfügung. Die

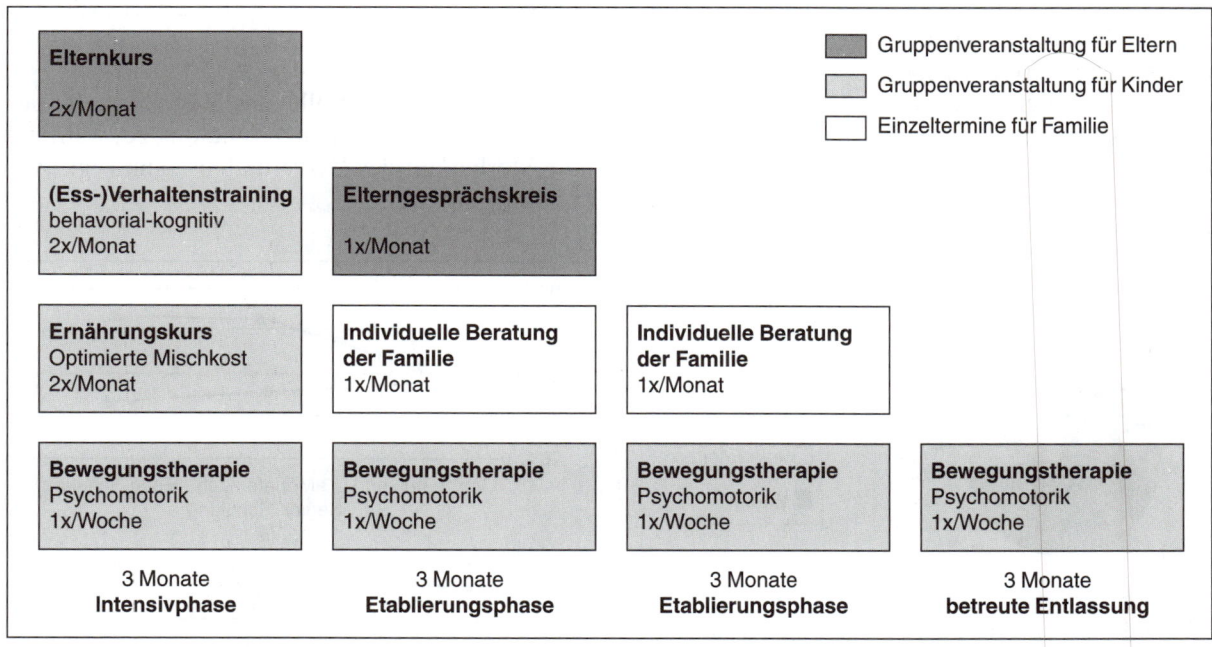

| Elternkurs<br>2x/Monat | | | ▮ Gruppenveranstaltung für Eltern<br>▮ Gruppenveranstaltung für Kinder<br>▯ Einzeltermine für Familie |
| --- | --- | --- | --- |
| (Ess-)Verhaltenstraining<br>behavorial-kognitiv<br>2x/Monat | Elterngesprächskreis<br>1x/Monat | | |
| Ernährungskurs<br>Optimierte Mischkost<br>2x/Monat | Individuelle Beratung<br>der Familie<br>1x/Monat | Individuelle Beratung<br>der Familie<br>1x/Monat | |
| Bewegungstherapie<br>Psychomotorik<br>1x/Woche | Bewegungstherapie<br>Psychomotorik<br>1x/Woche | Bewegungstherapie<br>Psychomotorik<br>1x/Woche | Bewegungstherapie<br>Psychomotorik<br>1x/Woche |
| 3 Monate<br>Intensivphase | 3 Monate<br>Etablierungsphase | 3 Monate<br>Etablierungsphase | 3 Monate<br>betreute Entlassung |

**Abbildung 7:** Ablauf und Komponenten der Adipositas-Schulung OBELDICKS

---

[2] ausgezeichnet mit dem 1. Preis des Gesundheitspreises 2000 des Landes Nordrhein-Westfalen

Weiterbetreuung nach der Schulung erfolgt durch den Haus-/Kinderarzt in enger Zusammenarbeit mit der Adipositasambulanz der Kinderklinik. Seminare dienen der Fortbildung und dem Austausch zwischen niedergelassenen Ärzten und den Mitarbeitern des OBELDICKS-Teams.

## 1.9 Ergebnisse des Adipositas-Schulungsprogramms OBELDICKS

Das Schulungskonzept ist bisher bei 132 Kindern evaluiert worden und zeigt folgende Ergebnisse (Reinehr, 2001, 2003):

### Gewichtsreduktion

Die Erfolgsquote (Definition Reduktion Übergewicht) der Schulung nach der „intention to treat"-Analyse liegt bei 74% (siehe Abbildung 8). Die Reduktion des relativen Übergewicht betrug bei den erfolgreichen Kinder im Mittel 22% (Veränderung SDS-BMI: im Mittel -0,48, Streubreite -2,28 bis -0,01). Im Gesamtkollektiv veränderte sich der SDS-BMI im Mittel um -0,43 (Streubreite -2,28 bis +0,53). 34% der Kinder waren am Ende der Schulung nicht mehr adipös und 8% der Kinder normalgewichtig. Auch ein mittelfristiger Gewichtsverlust konnte nachgewiesen werden: Ein Jahr nach Schulungsende veränderte sich der SDS-BMI der Teilnehmer im Mittel um -0,32 (Streubreite -2,10 bis +0,46; n = 104[3]), zwei Jahre nach Ende der Schulung um -0,35 (Streubreite -2,53 bis +0,60; n = 85[3]) und 3 Jahre nach Ende der Schulung um -0,43 (Streubreite -2,99 bis +0,44; n = 54[3]) im Vergleich zum Schulungsbeginn.

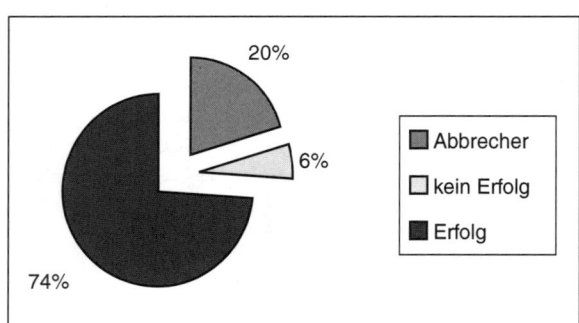

**Abbildung 8:** Erfolgsrate der Adipositas-Schulung OBELDICKS bei 132 Kindern

---

[3] Bei den anderen Kindern liegt das Schulungsende noch nicht 1, 2 bzw. 3 Jahre zurück.

### Verbesserung Adipositas-assoziierter Erkrankungen

Die Häufigkeit von Folgeerkrankungen konnte gesenkt werden (vgl. Tabelle 3).

**Tabelle 3:** Komorbidität vor und nach der Adipositas-Schulung OBELDICKS

| Folge-erkrankungen | zu Beginn der Adi-positas-Schulung | am Ende der Adi-positas-Schulung |
|---|---|---|
| Arterielle Hypertonie | 46% | 25% |
| Fettstoffwechsel-störung | 38% | 17% |
| Hyperurikämie | 19% | 10% |

### Ausschluss von Nebenwirkungen

Nebenwirkungen (insbesondere Essstörungen) traten nicht auf (Reinehr, 2001, 2003).

### Verbesserung des Gesundheits-verhaltens

Das Ernährungswissen sowie das Ess- und Bewegungsverhalten konnte durch die Schulung verbessert werden (Reinehr, 2001, 2002) (vgl. Tabelle 4).

Die kognitive Kontrolle des Essverhaltens der Kinder nahm im Laufe der Schulung zu, während die Störbarkeit des Essverhaltens sank (vgl. Abbildung 9).

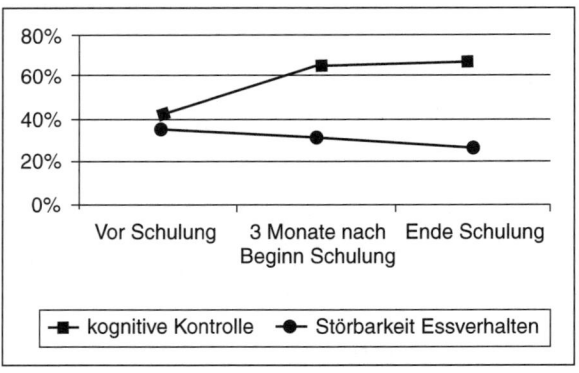

**Abbildung 9:** Kognitive Kontrolle des Essverhaltens und Störbarkeit des Essverhaltens im Laufe der Adipositas-Schulung OBELDICKS (Fragebogen nach Pudel, 1989)

**Tabelle 4:** Ernährungswissen, Ernährungs-, Ess- und Bewegungsverhalten vor und nach der Adipositas-Schulung OBELDICKS (Angabe als Mittelwert und ggf. Streubreite)

|  | zu Beginn der Adipositas-Schulung | am Ende der Adipositas-Schulung |
|---|---|---|
| Ernährungswissen Kinder (Fragebogen nach Diehl, 1999) | 52 (0-77) % richtige Antworten | 68 (32-91) % richtige Antworten |
| Ernährungswissen Eltern (Fragebogen nach Diehl, 1999) | 70 (36-91) % richtige Antworten | 75 (50-96) % richtige Antworten |
| Durchschnittlicher täglicher Fernseh- und Computerkonsum | 3,2 (0,5-6) Stunden | 2,0 (0,5-4) Stunden |
| Durchschnittliche wöchentliche sportliche Aktivität außer Schulsport | 1,5 (0-7) Stunden | 2,0 (0-8) Stunden |
| Schulweg zu Fuß/mit Fahrrad | 43% | 77% |
| Anzahl Obststücke/Woche | 5,4 (0-20) | 7,3 (0-20) |
| Anzahl der täglichen Mahlzeiten | 3,2 (2-6) | 3,8 (3-6) |
| Durchschnittlicher Fettgehalt Nahrung Kinder (3-Tage-Wiegeprotokoll) | 36,3% der Energie | 30,4% der Energie |

## Verbesserung der Lebensqualität

Die Selbst- und Kompetenzeinschätzung als Maß für die Lebensqualität der Kinder konnte durch die Schulung gesteigert werden (vgl. Abbildung 10).

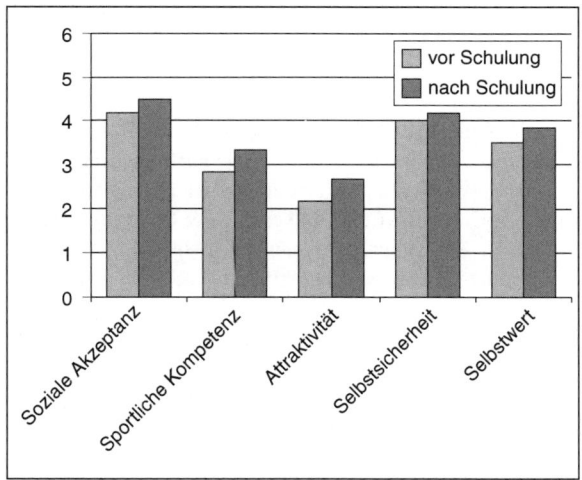

**Abbildung 10:** Selbsteinschätzung der Kinder vor und nach der Adipositas-Schulung OBELDICKS (Fragebogen nach Wünsche, 1989) (je größer Wert desto besser Einschätzung durch die Kinder)

## Prozessqualität

Die Zufriedenheit der Teilnehmer kann Abbildung 11 entnommen werden.

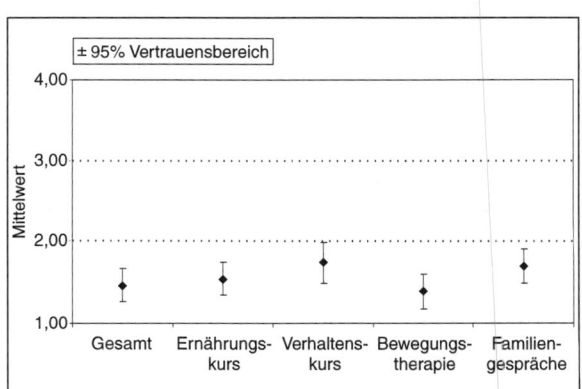

**Abbildung 11:** Zufriedenheit der Teilnehmer am Ende der Schulung mit dem Kurs als Gesamtheit, dem Ernährungs-, (Ess-)Verhaltenskurs, der Bewegungstherapie und den Familiengesprächen (1 = sehr gut, 2 = gut, 3 = zufriedenstellend, 4 = mangelhaft)

## 1.10 Literatur

Bandura, A. (1986). *Social foundations of thought and action: A social cognitive theory.* Englewood Cliffs, NJ: Prentice-Hall.

Barlow, S. E. & Dietz, W. H. (1998). Obesity evaluation and treatment: Expert Committee recommendations. The Maternal and Child Health Bureau, Health Resources and Services Administration and the Department of Health and Human Sciences. *Pediatrics, 102,* 1-11.

Birch, L. L. & Fisher, J. O. (1998). Development of eating behaviours among children and adolescents. *Pediatrics, 101,* Suppl., 539-549.

Birch, L. L. (1979). Preschool children's food preferences and consumption patterns. *Journal of Nutrition Education, 11,* 189-192.

Daniels, S. (2001). Pharmacological treatment of obesity in paediatric patients. *Paediatric Drugs, 3,* 405-410.

de Shazer, S. (2000). *Wege der erfolgreichen Kurzzeittherapie.* Stuttgart: Klett-Cotta.

Deutsche Gesellschaft für Ernährung (DGE). *Referenzwerte für die Nährstoffzufuhr.* Frankfurt: Umschau/Braus. 2000

Diehl, J. M. (1999). Ernährungswissen von Kindern und Jugendlichen. *Verbraucherdienst, 44,* 282-287.

Diehl, J. M. (1999). Inventar zum Essverhalten und Gewichtsproblemen für Kinder (IEG-Kind). Anhang zu: Diehl, J. M. (1999). Einstellungen zu Essen und Gewicht bei 11- bis 16-jährigen Adoleszenten. *Schweizerische Medizinische Wochenschrift 1999, 129,* 162-175.

Dietz, W. H. (1995). Childhood obesity. In L. W. Y. Cheung & J. B. Richmond (Eds.), *Child health, nutrition and physical acitvity* (pp. 155-169). Champain: Human Kinetcis.

Edmunds, L., Waters, E. & Elliott E. J. (2001). Evidence based management of childhood obesity. *BMJ, 323,* 916-919.

Eliakim, A., Kaven, G., Berger, I., Friedland, O., Wolach, B. & Nemet, D. (2002). The effect of a combined intervention on body mass index and fitness in obese children and adolescents – a clinical experience. *European Journal of Pediatrics, 161,* 449-454.

Ellrot, T. (1997). Erfolgskriterien für Gewichtsmanagementprogramme. *MMW, 139,* 243-244.

Epstein, L., Klein, K. & Wisniewski, L. (1993). Child and parent factors that influence psychological problems in obese children. *International Journal of Eating Disorders, 15,* 151-157.

Epstein, L. H., Roemmich, J. N. & Raynor, H. A. (2001). Behavioral therapy in the treatment of pediatric obesity. *Pediatric Clinics of North-America, 48,* 981-993.

Epstein, L. H., Valoski, A., Vara, L. S., McCurley, M. A., Wisniewski, L., Kalarchian, M. A., Klein, K. R. & Shrager, L. R. (1995). Effects of decreasing sedentary behavior and increasing activity on weight change in obese children. *Health Psychology, 14,* 109-115.

ESPGHAN Committee on Nutrition (1994). Committee report: Childhood diet and the prevention of coronary heart disease. *Journal of Pediatric Gastroenterology and Nutrition, 19,* 261-269.

Farooqi, I. S. & O'Railly, M. (2000). Recent advances in the genetics of severe childhoood obesity. *Archives in Disease in Childhood, 83,* 31-34.

Freedman, D. S., Kettel Khan, L., Dietz, W. H., Srinivasan, S. R. & Berenson, G. S. (2001). Relationship of childhood obesity to coronary heart disease risk factors in adulthood: the Bogalusa heart study. *Pediatrics, 108,* 712-718.

Goran, M. I. (1999). Visceral fat in prepubertal children: Influence of obesity, anthropometry, ethnicity, gender, diet, and growth. *American Journal of Human Biology, 11,* 201-207.

Gortmaker, S. L., Must, A., Perrin, J. M. & Sobol, A. M. (1993). Social and economic consequences of overweight in adolescence and young adulthood. *New England Journal of Medicine, 329,* 1008-1012.

Gortmaker, S. L., Must, A., Sobol, A. M., Peterson, K., Colditz, G. & Dietz, W. (1996). Television viewing as a cause of increasing obesity among children in the United States 1987-1990. *Archives of Pediatrics and Adolescent Medicine, 150,* 356-362.

Gruber, J. J. (1986). Physical acitivity and self-esteem development in children: a meta-analalysis. In G. A. Stull & H. M. Exckert (Eds.), *Effects of physical acitivity on children* (pp. 30-48). Champaign, Illinois: Human Kinetics.

Hagan, R. D., Upton, S. J., Wong, L. & Whittam, J. (1986). The effects of aerobic conditioning and/or caloric restriction in overweight men and women. *Journal of Science and Medicine in Sport, 18,* 87-94.

Harnack, L., Stang, J. & Story, M. (1999). Soft drink consumption among US children and adolescents: nutritional consequences. *Journal of the American Diet Association, 4,* 436-441.

Hill, J. O. & Peters, J. C. (1998). Environmental contributions to the obesity epidemic. *Science, 280,* 1371-1374.

Ikeda, J. P. & Mitchell, R. A. (2001). Dietary approaches to the treatment of the overweight pediatric patient. *Pediatric Clinics of North America, 48,* 955-968.

Institute of Medicine (IOM) (1995). Committe to develop criteria for evaluating the outcomes of approaches to prevent and treat obesity: Food and nutrition board. In Institute of medicine & P. R. Thomas (Eds.), *Weighing the options – Criteria for evaluating weight management programs.* Washington DC: National Academy Press.

Israel, A. C., Guile, C. A., Baker, J. E. & Silverman, W. K. (1994). An evaluation of enhanced self-regulation training in the treatment of childhood obesity. *Journal of Pediatric Psychology, 19,* 737-749.

Jahns, L., Siega-Riz, A. M. & Popkin, B. M. (2001). The increasing prevalence of snacking among US children from 1977 to 1996. *Journal of Pediatrics, 138,* 493-498.

Jeffrey, R. W., Drewnowski, A., Epstein, L. H., Stunkard, A. J., Wilson, G. T., Wing, R. R. & Hill, D. R. (1993): Long-term maintance of weightloss: current status. *Health Psychology, 19,* Suppl. 1, 5-16.

Jerk, I. & Widhalm, K. (2000). Nährstoffzufuhr von morbid adipösen Jugendlichen. *Aktuelle Ernährungsmedizin, 25,* 118-124.

Kamper, A. (2002). Adipositas. In H. Hebestreit et al. (Hrsg.) *Kinder- und Jugendsportmedizin* (S. 221-225). Stuttgart: Thieme Verlag.

Kersting, M., Chahda, C. & Schöch, G. (1993). Optimierte Mischkost als Präventionsernährung für Kinder und Jugendliche. Teil 1: Lebensmittelauswahl. *Ernährungs-Umschau, 40,* 164-169.

Kersting, M., Sichert-Hellert, W., Alexy, U., Manz, F. & Schöch, G. (1998). Macronutrient intake of 1-18 year old German children and adolescents. *Zeitschrift für Ernährungswissenschaft, 37*, 252-259.

Kersting, M., Zempleni, S. & Schöch, G. (1993). Optimierte Mischkost als Präventionsernährung für Kinder und Jugendliche. Teil 2: Nährstoffzufuhr. *Ernährungs-Umschau, 40*, 204-209.

Kiess, W., Reich, A., Muller, G., Meyer, K., Galler, A., Bennek, J. & Kratsch, J. (2001). Clinical aspects of obesity in childhood and adolescence-diagnosis, treatment and prevention. *International Journal of Obesity and related Metabolic Disorders, 25,* Suppl. 1, 75-79.

Kiphard, J. (2001). *Motopädagogik*. Dortmund: Verlag Modernes Lernen.

Kohl, H. W. & Hobbs, K. E. (1998). Development of physical activity behaviors among children and adolescents. *Pediatrics, 101*, 549-554.

Kraues, W. E., Houmard, J. A., Duscha, B. D., Knetzger, K. J., Wharton, M. B., McCartney, J. S., Bales, C. W., Henes, S., Samsa, G. P., Otvos, J. D., Kulkarni, K. R. & Slentz, C. A. (2002). Effects of the amount and intensity of exercise on plasma lipoproteins. *New England Journal of Medicine, 347*, 1483-1492.

Kromeyer-Hauschild, K. & Jaeger, U. (1998). Zunahme der Häufigkeit von Übergewicht und Adipositas bei Jenaer Kindern. *Monatsschrift für Kinderheilkinde, 146*, 1192-1196.

Kromeyer-Hauschild, K., Wabitsch, M., Geller, F., Ziegler, A., Geiß, H. C., Hesse, V., Hippel, L. von, Jaeger, U., Johnsen, D., Kiess, W., Korte, W., Kunze, D., Menner, K., Müller, M., Niemann-Pilatus, A., Remer, Th., Schaefer, F., Wittchen, H. U., Zabransky, S., Zellner, K. & Hebebrand, J. (2001). Perzentile für den Body Mass Index für das Kindes- und Jugendalter unter Heranziehung verschiedener deutscher Stichproben. *Monatsschrift für Kinderheilkunde, 149*, 807-818.

Leitlinien der Arbeitsgemeinschaft für Adipositas im Kindesalter (AGA). Diagnostik, Therapie und Prävention der Adipositas. [www-document] URL http://www.a-g-a.de/Leitlinien/leitlinien.html.

Livingstone, B. (2000). Epidemiology of childhood obesity in Europe. *European Journal of Pediatrics, 159* Suppl. 1, 14-34.

Mahon, A.D. (2000). Exercise training. In N. Armstrong et al. (Eds.) *Paediatric Exercise Science and Medicine Oxford* (pp. 389-433). Oxford: Oxford University press.

Mast, M. & Müller, M. (2000). Fett- oder energiereduzierte Diäten – eine sinnvolle Maßnahme für übergewichtige Kinder? *Aktuelle Ernährungsmedizin, 25*, 115-117.

Mattejat, F., Jungmann, J., Meusers, M., Moik, C., Schaff, C., Schmidt, M. H., Scholz, M. & Remschmidt, H. (1998). Das Inventar zur Erfassung der Lebensqualität bei Kindern und Jugendlichen (ILK). *Zeitschrift für Kinder- und Jugendpsychiatrie, 26*, 174-182.

Moore, L. L., Lombardi, D. A., White, M. J., Campbell, J. L., Oliveria, S. A. & Ellison, R. C. (1991) Influence of parents' physical activity levels of young children. *Journal of Pediatrics, 118*, 215-219.

Mossberg, H. O. (1989). 40year follow up of overweight children. *Lancet, 26*, 491-493.

Müller, M., Körtzinger, I., Mast, M. & König, E. (1998). Prävention der Adipositas. *Deutsches Ärzteblatt, 95* (34-35), 1660-1663.

Petermann, F., Grunewald, L., Gartmann-Skambracks, A. & Warschburger, P. (1999). Verhaltenstherapeutische Behandlung der kindlichen Adipositas. *Kindheit und Entwicklung, 8*, 206-217.

Petermann, F. (2001). Unterstützende Maßnahmen zur Krankheitsbewältigung, *Monatsschrift Kinderheilkunde, 6,* 601-609.

Pudel, V. & Westenhöfer, J. (1989). *Fragebogen zum Eßverhalten (FEV) – Handanweisung*. Göttingen: Verlag für Psychologie.

Reinehr, T. & Andler, W. (2002). Thyroid hormones before and after weight loss in obesity. Archives of disease in childhood. *Archives in Disease in Childhood, 87*(4), 320-323.

Reinehr, T., Bürk, G. & Andler, W. (2001/2002). Diagnostik der Adipositas im Kindesalter. *Pädiatrische Praxis, 60*, 463-474.

Reinehr, T., Chahda, C., Kersting, M. & Andler, W. (2001). Ernährungswissen adipöser Kinder vor und nach ambulanter Adipositasschulung „Obeldicks" in Korrelation zum Therapieerfolg. *Ernährungsmedizin, 26*, 235.

Reinehr, T., Kersting, M., Alexy, U. & Andler, W. (2003). Longterm follow-up of overweight children: after training, after a single consultation session and without treatment. *Journal of Pediatric Gastroenterology and Nutrition, 37*, 72-74.

Reinehr, T., Kersting, M., Chahda, C., Damschen, U., Dobe, M., Bürk, G. & Andler, W. (2001). Ambulante Schulung „Obeldicks" für adipöse Kinder und Jugendliche. *Kinder- und Jugendmedizin, 3*, 82-85.

Reinehr, T., Wollenhaupt, A., Chahda, C., Kersting, M. & Andler, W. (2002). Ambulante Adipositasschulungen im Kindesalter. Vergleichskriterien zur Entwicklung validierter Behandlungsempfehlungen. *Klinische Pädiatrie, 214*, 1-6.

Rist, G., Borzel, B., Petermann, F. & Bauer, C. P. (1995). Das Essverhaltenstraining bei Adipositas im Kindesalter. *Pädiatrische Praxis, 49*, 243-252.

Robinson, T. N. (1999). Behavioural treatment of childhood and adolescent obesity. *International Journal of Obesity, 23*, Suppl. 2, 52-57.

Sinha, R., Fisch, G., Teague, B., Tamborlane, W., Banyas, B., Allen, K., Savoye, M., Rieger, V., Taksali, S., Barbetta, G., Sherwin, R. & Caprio, S. (2002). Prevalence of impaired glucose tolerance among children and adolescents with marked obesity. *New England Journal of Medicine, 346*, 802-810.

Satir, V. (1997) *Familienbehandlung*. Breisgau: Lambertus.

Schauder, T. (1991) *Die Aussagen-Liste zum Selbstwertgefühl für Kinder und Jugendliche ALS*. Weinheim: Beltz.

Schlippe, A. von & Schweitzer, J. (2000). *Lehrbuch der systemischen Therapie und Beratung*. Göttingen: Vandenhoeck & Ruprecht.

Schneider, R. (1996). Relevanz und Kosten der Adipositas in Deutschland. *Ernährungsumschau, 43*, 369-374.

Serdula, M. K., Ivery, D., Coates, R. J., Freedman, D. S., Williamson, D. F. & Byers, T. (1993). Do obese children become obese adults? A review of the literature. *Preventive Medicine, 22*, 167-177.

Steinhausen, H.-C. (Hrsg.). (1989). *Der Offer-Selbstbild-Fragebogen für Jugendliche* (Handbuch, 2. revidierte Auflage). Zürich: Selbstverlag.

Tortolero, S. R., Tayler, W. C. & Murray, N. G. (2000). Physical activity, physical fitness and social, psychological and emotional health. In N. Armstrong et al. (Eds.) *Paediatric Exercise Science and Medicine* (pp. 273-293). Oxford: Oxford University press.

Wabitsch, M. (2002). Adipositas. In H. G. Dörr & W. Rascher (Hrsg.), *Praxisbuch Jugendmedizin* (1. Auflage). München: Urban & Fischer Verlag.

Warschburger, P., Petermann, F., Fromme, C. & Wojtalla, N. (1999). *Adipositastraining mit Kindern und Jugendlichen.* Weinheim: Psychologie Verlags Union.

Westenhöfer, J., Stunkard, A. J. & Pudel, V. (1999). Validation of the flexible and rigid control dimensions of dietary restraint. *International Journal of Eating Disorders, 26,* 53-64.

Wirth, A., Kern, E., Vogel, I., Nikolaus, T. & Schlierf, G. (1986) Kombinationstherapie der Adipositas mit Reduktionskost und körperlichem Training. *Deutsche Medizinische Wochenschrift, 11,* 972-977.

Wirth, A. (2000) *Adipositas* (2. Auflage). Berlin: Springer Verlag.

Woo, R. (1985). The effect of increasing physical activity on voluntary food intake and energy balance. *International Journal of Obesity, 9,* 155-160.

Wünsche, P. & Schneewind, K. A. (1989). Entwicklung eines Fragebogens zur Erfassung von Selbst- und Kompetenzeinschätzung bei Kindern (FSK-K), *Diagnostica, 35,* 217-235.

Zwiauer, K. F. M. (2000). Prevention and treatment of overweight and obesity in children and adolescents. *European Journal of Pediatrics, 159,* Suppl. 1, 56-68.

# Kapitel 2

# Das Adipositas-Schulungsprogramm OBELDICKS

## 2.1 Allgemeine Hinweise zur Durchführung der Schulung

### a) Voraussetzungen der Teilnehmer

Zielgruppe der Schulung sind motivierte adipöse Kinder und Jugendliche im Alter von 7 bis 14 Jahren sowie ihre Familien, mit ausreichenden Sprachkenntnissen, die regelmäßig an der Schulung teilnehmen können. Weitere Voraussetzungen sind ein Besuch der Regelschule sowie die Gruppenfähigkeit der Kinder. Nicht Erfolg versprechend ist die Teilnahme von Kindern mit psychischen Grunderkrankungen oder einer extremen Adipositas.

### b) Voraussetzungen der Therapeuten

Der Ernährungsteil der Schulung sollte von Diätassistenten oder Oecothrophologen, der (Ess-)-Verhaltenskurs von Psychologen, die Bewegungstherapie von Motopäden und die ärztliche Eingangsuntersuchung von einem Kinderarzt durchgeführt werden. Die Familiengespräche können von Arzt, Psychologen oder Diätassistentin/Oecothrophologin angeboten werden. Bei den 11- bis 14-jährigen Kindern und Jugendlichen sind gleichgeschlechtliche Therapeuten von Vorteil. Hilfreich ist in allen Bereichen eine entsprechende Berufserfahrung mit adipösen Kindern und ihren Familien. Regelmäßige Teambesprechungen dienen dem gegenseitigen Austausch wie auch eine Hospitation der Teammitglieder in den jeweils anderen Bereichen nützlich ist.

Alle Therapeuten sollten die adipösen Kinder und Jugendlichen sowie ihre Familien einfühlend behandeln. Geduld, Verständnis, Kontaktfähigkeit, Empathie und Humor sind dabei hilfreiche Eigenschaften. Generell sollten die Therapeuten ermutigen und nicht kritisieren. Therapeuten, die sich bei der Betreuung von Kindern und Jugendlichen mit Adipositas oder deren Eltern ärgern oder vielleicht frustriert sind, sollten diese Patienten nicht behandeln.

Alle Therapeuten sind vor allem Moderatoren. Bei Aufgaben oder in Gesprächen werden das Engagement und nicht die Richtigkeit der Antworten bewertet, z.B. „Ja, das ist schon prima, wer kann noch etwas zu der Idee von xy sagen?" oder „O.K., wer kennt das auch bei sich oder bei wem ist das völlig anders?" Meistens sind ein bis zwei Kinder dabei, die sich eher aus der Diskussion heraushalten. Diese können direkt angesprochen werden, z.B. mit den Worten „Du hast jetzt schon viele Ideen gehört. Was meinst du zu der Idee von xy?"

Bei älteren Kindern ist die Kopplung von Selbstwert und Aussehen häufig sehr eng. Meist existieren schon frustrierende Erfahrungen durch erfolglose Diäten und häufig sind Auseinandersetzungen mit den Eltern zum Thema Essen an der Tagesordnung. In der Pubertät ist die kritische Auseinandersetzung mit Autoritäten (dazu gehört auch der Therapeut) ein wichtiger Lernschritt. Gepaart mit einem meist sehr niedrigen Selbstwert stellt dies eine emotional hoch brisante Situation dar. Entsprechend sind patzige, freche oder witzige Antworten an der Tagesordnung. Der Therapeut sollte nachsichtig reagieren und die einzelnen Meldungen würdigen und diese pointiert wieder in den Zusammenhang stellen (z.B. „Du siehst auch aus wie ein Trauerkloß" sagt X zu Y, nachdem Y gerade Trauer als seinen Hauptauslöser für Verlangen nach Schokolade genannt hat. Daraufhin könnte der Therapeut zu X erwidern „Schön, dass du uns gezeigt hast, dass das Hänseln auch eine Quelle für Frustration sein kann. Kennst Du weitere Auslöser?"). Da die adipösen Kinder und Jugendlichen ihren Selbstwert häufig schon von ihrem äußeren Erscheinungsbild abhängig machen und Fragen, die in diese Richtung abzielen, als potentielle Bedrohung ihres möglicherweise ohnehin geringen Selbstwerts ansehen, sollten z.B. patzige, aggressive, verweigerte oder gestammelte Antworten als ein Zeichen der Notwehr bezüglich einer unsensiblen Herangehensweise gewertet werden.

### c) Strukturelle Voraussetzungen

Bauliche Voraussetzungen für die Schulung sind eine Turnhalle, eine Küche und ein Raum für eine Gruppe von 6 bis 8 Kindern bzw. Jugendlichen.

Günstig ist neben der Schulung ein Netzwerk mit Adipositassportgruppen und Elternselbsthilfegruppen zu errichten sowie eine weitere ambulante Betreuung nach Ende der Schulung anzubieten.

## d) Aufteilung der Gruppen

Die Kinder und Jugendlichen sollten nach Alter (7 bis 10 und 11 bis 14 Jahre) getrennt werden. Wünschenswert sind noch engere Altersgruppen. In der Altersgruppe 11 bis 14 Jahre ist es sinnvoll die Jugendlichen nach Geschlecht zu trennen. Als praktikabel hat sich eine Gruppengröße von 6 bis 8 Kindern erwiesen, wobei für die Bewegungstherapie jeweils zwei alters- und geschlechtshomogene Gruppen zusammengefasst werden können.

## f) Ablauf der Schulung

Der zeitliche Ablauf der Schulung kann Abbildung 7 auf Seite 17 entnommen werden. Die einzelnen Therapiebausteine sind im Folgenden detailliert beschrieben. Pro Kurseinheit (Kinder/Jugendliche oder Eltern) sind circa 90 Minuten sowie pro Familiengespräch circa 30 Minuten einzuplanen. Die Reihenfolge der Einheiten ist prinzipiell austauschbar. Eine Aufteilung des Ernährungskursus mit jeweils drei Stunden vor und nach dem (Ess-)Verhaltenskurs bietet den Vorteil, dass die Kinder die im (Ess-)Verhaltenskurs gelernten Essverhaltensregeln beim gemeinsamen Kochen praktisch unter Supervision anwenden können. Die 6. Einheit des Essverhaltenskursus kann auch mit Abstand zu den vorherigen Einheiten durchgeführt werden, da in dieser Einheit vor allem Inhalte wiederholt werden. Die Elternabende sollten nicht zeitgleich zu den Gruppenveranstaltung für die Kinder und Jugendlichen stattfinden, da sich die Eltern bei den Veranstaltungen für die Kinder untereinander austauschen können. Das Schulungskonzept ist bisher als Gesamtheit evaluiert worden und hat sich in dieser Form als erfolgreich erwiesen. Vorstellbar ist jedoch auch, dass nur Teile der Schulung verwendet werden.

Jede Kurseinheit beginnt mit der Besprechung der Übungen und den Erfahrungen der letzten Einheit (ausgenommen erste Kurseinheit). Alle Arbeitsmaterialien sollten die Kinder und Jugendlichen in einer Mappe sammeln. Zum Abschluss einer Einheit kann eine Bewertung durch die Gruppe angeboten werden. Der Therapeut verlässt dabei den Raum. Auf einem Plakat kann mit einer Smiley-Skala jedes Kind die Bewertung vornehmen und zusätzlich anmerken, was verbesserungswürdig ist und was ihm gut gefallen hat. Durch die Abwesenheit des Therapeuten sind die Rückmeldungen valider und der Status der Gruppe wird aufgewertet. Für den gesamten Bewertungsprozess sollten etwa 10 Minuten eingerechnet werden. Jede Kurseinheit endet jeweils mit der Verteilung der Stempelpunkte (Belohnungssystem) und Vorstellung der Hausaufgabe.

## g) Gewichtskontrollen

Als Kontrollinstrument für die Familien sollte einmal wöchentlich das Gewicht zu Hause gemessen werden. Dabei ist ein Gewichtsstillstand minimales Therapieziel. Die Kinder und Jugendlichen tragen ihren Gewichtsverlauf in ihre persönliche Gewichtskurve ein und können so den langfristigen Verlauf verfolgen. Vierteljährlich sollte neben dem Gewicht auch die Größe erfasst und das relative Übergewicht berechnet werden um die Reduktion des Übergewichts gegenüber den Kindern und ihren Familien darzustellen.

## 2.2 Erstkontakt

| Thema |
|---|
| – Diagnostik |
| – Motivationsprüfung |
| – Vorstellung des Adipositas-Schulungsprogramms OBELDICKS |
| – Einleitung der Behandlung |
| **Therapeut** |
| – Arzt |
| **Material** |
| – Allgemeine Arbeitsblätter I (Tipps zur Gewichtsreduktion, S. 54) |
| – Arbeitsblatt: Ernährungskurs II (Ernährungsprotokoll, S. 70) |
| – Arbeitsblatt: Fragebögen (Elternfragebogen, S. 128) |
| – Arbeitsblatt: Fragebögen (Fragebogen für Kinder und Jugendliche ab 8 Jahren, S. 134) |

## Ablauf

Die ärztliche und psychologische Diagnostik kann dem Kapitel 1.2 entnommen werden. Zum Erstgespräch sollten die Eltern sowie die Kinder und Jugendlichen ihre ausgefüllten *Fragebögen* mitbringen. Diese ermöglichen einen ersten Einblick in das Bewegungs-, Ernährungs- und Essverhalten, die familiäre Struktur und Motivation. Ferner empfiehlt sich zum ersten Gespräch ein *Ernährungsprotokoll* anfertigen zu lassen. Dieses soll über drei aufeinanderfolgende Tage die Ernährungs- und Essgewohnheiten der Kinder und Jugendlichen darstellen, indem alle verzehrten Lebensmittel aufgeschrieben werden. Die Fehlermöglichkeiten des bewussten oder unbewussten Nichtaufschreibens (underreporting) sollten bedacht werden, jedoch initial nicht mit den Familien thematisiert werden. Die Besprechung der Ernährungsprotokolle erfolgt in der zweiten Ernährungseinheit des Elternkursus und in der ersten und dritten Einheit des Ernährungskurs für die Kinder.

Nach Vorstellung des Programmablaufs und der Formulierung realistischer Therapieziele wird die Teilnahme an (Adipositas-)Sportgruppen empfohlen. Mit der Familie wird jeweils eine Regel zum Ernährungs-, Ess- und Bewegungsverhalten vereinbart. Entsprechende Vorschläge können dem *Allgemeinen Arbeitsblatt I* entnommen werden. Vor allem die dort fett markierten Vorschläge haben sich für den Einstieg in die Behandlung bewährt. Eine motivierte Familie erreicht durch Beachtung von 2 bis 3 dieser Regeln erfahrungsgemäß zumindest kurzfristig einen Gewichtsstillstand des Kindes. Nach Aushändigung von Ernährungsinformationen (z.B. FKE-Broschüre „Empfehlungen für die Ernährung von übergewichtigen Kindern – gemeinsam abnehmen mit optimiX") wird eine Wiedervorstellung nach 4 bis 6 Wochen vereinbart. Bis dahin kann die Familie die ersten Verhaltensregeln ausprobieren, an den Adipositassportgruppen teilnehmen und sich entscheiden, ob sie an der Schulung partizipieren möchte.

## 2.3 Psychomotorik für Kinder und Jugendliche

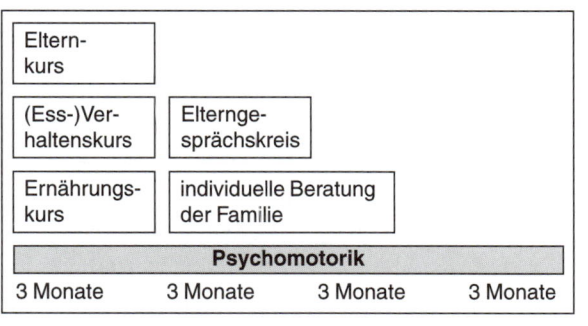

| Eltern-kurs | |
|---|---|
| (Ess-)Ver-haltenskurs | Elternge-sprächskreis |
| Ernährungs-kurs | individuelle Beratung der Familie |
| **Psychomotorik** | | | |
| 3 Monate | 3 Monate | 3 Monate | 3 Monate |

| Thema |
|---|
| – Spaß an Bewegung<br>– Vermittlung positives Körpergefühl<br>– Steigerung des Selbstbewusstseins<br>– Koordinationssteigerung<br>– Gruppenverhalten<br>– Bewegung im Alltag |
| **Therapeut** |
| – Motopäden |
| **Materialien** |
| – Arbeitsblätter: Bewegungsangebote I bis XI (S. 58 bis S. 68) |

### Ablauf der Stunde

Die Aufgabe der Motopäden ist es Rahmenbedingungen zu schaffen, die bei den Teilnehmern Lust auf Bewegung und Einsatzfreude hervorrufen. Dies wird erreicht durch einen großen persönlichen Freiraum einerseits und andererseits durch klare Regeln im Umgang mit den anderen Kindern und Jugendlichen. Diese Regeln werden zum großen Teil gemeinsam mit den Teilnehmern erarbeitet. Es ist wichtig die Bedürfnisse der Kinder zu achten und einzubeziehen. Dadurch lernen die Kinder Eigeninitiative und Kreativität zu entwickeln und Eigenverantwortung zu übernehmen.

Ziel ist es, mit Geräten und Materialien ein positives Körpergefühl zu erleben und durch Bewegung und Experimentieren einen veränderten Bezug zum eigenen Körper und sich selbst zu finden. Vor allem zu Beginn müssen psychische Barrieren gelöst werden, die sich im Laufe der Jahre durch unbefriedigende Bewegungserlebnisse manifestiert haben. Dabei kann der Motopäde unterschiedliche Rollen übernehmen. Durch seine aktive Teilnahme dient er als wichtiges Identifikationsmodell und erleichtert vielfach eine Überwindung der Hemmungen bei den Kindern. Andererseits hat er häufig eine beratende Funktion oder hält sich beobachtend im Hintergrund und begleitet die gruppendynamischen Prozesse. Er interveniert, wenn Kommunikationsschwierigkeiten oder Streitereien auftreten. Er unterstützt verbal und gibt Feedback. Er motiviert, verdeutlicht Situationen, symbolisiert und spiegelt Gefühle. Er greift Stimmungen auf um sie an die Gruppe weiterzugeben und um lebendige Diskussionen zu führen.

Die Kurseinheit ist in mehrere Abschnitte unterteilt:

– Zu Beginn der Stunde wird eine *Begrüßungsrunde* angeboten. Die Kinder teilen ihre aktuelle Befindlichkeit mit und können eine kurze Rückmeldung über Erlebtes der vergangenen Woche geben. So wird den Teilnehmern gleichbleibend Zuneigung und Wohlwollen entgegen gebracht, was innerhalb der Gruppe zu einer vertrauten Atmosphäre führt.

– In der folgenden *Aufwärmphase* können die Kinder ihre Kräfte mobilisieren und auf spielerische Art „Dampf ablassen".

– Nun werden in Form eines *Brainstormings* Spielvorschläge der Kinder gesammelt. Die Inhalte der Stunde werden unter Supervision der Therapeuten durch die Teilnehmer gestaltet. Somit hat jeder die Möglichkeit in selbstbestimmender Weise und nach Interessenlage mitzuwirken und sich zu entfalten. Auch können sich die Kinder eine Pause gönnen. Erfahrungsgemäß werden Ball- und Mannschaftsspiele bevorzugt und intensiv betrieben. Zu den Stundeninhalten gehören aber immer auch Bewegungslandschaften, Trampolinspringen, Spiele der „New Games" sowie Bewegungsangebote, die leicht in den Alltag umgesetzt werden können (siehe Arbeitsblätter: Bewegungsangebote I bis XI).

– Ein spielerischer Spannungsabbau, indem die aggressiven Impulse kontrolliert gelebt und abgebaut werden dürfen, dient dazu, den Teufelskreis Spannung und Frustessen zu unterbrechen. Hierzu bieten sich z. B. Ringkämpfe zum Abbau von Aggression an (siehe Arbeitsblatt: Bewegungsangebot VI).

– Insbesondere bei den 7- bis 10-jährigen Kindern sollten Spiele angeboten werden, die leicht im Alltag umgesetzt werden können z. B. zur Gestaltung eines „aktiven" Kindergeburtstags oder als Alternative zum Fernsehen und Computer (siehe Arbeitsblätter: Bewegungsangebote VIII und IX). Diese Bewegungsangebote benötigen nur wenige und kostengünstige Materialien und sind ohne großen Aufwand durchführbar. In den Begrüßungsrunden können die Kindern auch über ihre Erfahrungen mit diesen Bewegungsangeboten in ihrem Alltag berichten und auftretende Schwierigkeiten gemeinsam besprochen werden.

– Zum Ende der Stunde können taktile/kinästhetische Körperwahrnehmungsangebote (z. B. Entspannungseinheiten wie Massage mit Igelbällen, Belegen des Körpers mit Sandsäcken usw.) das Erlebte abrunden.

– In einer *Reflektionsrunde* zu Ende der Stunde sollte auf Erlebtes eingegangen werden. Das Ziel ist hierbei eine differenzierte Sichtweise und Klärung von auftretenden Konflikten und aktuellen Befindlichkeiten.

## 2.4 Ernährungskurs für Kinder und Jugendliche

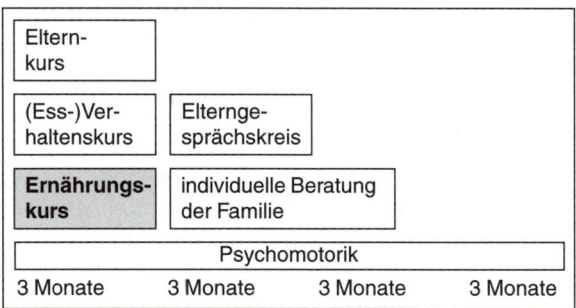

Der Ernährungskurs ist in sechs Einheiten aufgeteilt. Günstig ist eine Aufteilung mit drei Einheiten vor dem (Ess-)Verhaltenskurs und drei Einheiten nach dem (Ess-)Verhaltenskurs. Die entsprechenden Essverhaltensregeln können dann in Praxis beim zweiten Kochen eingeübt werden. Die Selbstbeobachtungsbögen (Arbeitsblatt: (Ess-)Verhaltenskurs I, S. 107) werden in der dritten Kurseinheit Ernährung eingeführt und finden dann im (Ess-)Verhaltenskursus regelmäßig Anwendung.

### 2.4.1 Erste Kurseinheit: Ernährung

| Thema |
|---|
| – Kennenlernen der Kursteilnehmer |
| – Vermittlung der Optimierten Mischkost in Form des Ampelsystems |
| **Materialien** |
| – Allgemeines Arbeitsblatt III (Stempelverteilung, S. 56) |
| – Arbeitsblatt: Ernährungskurs III (Kennenlernspiel/Partnerinterview, S. 71) |
| – Arbeitsblatt: Ernährungskurs IV und V (Ampelsystem, S. 72-73) |
| – Arbeitsblatt: Ernährungskurs VII (Wochenkreis, S. 75) |
| – Handbuch „Kalorien mundgerecht" (Umschau Buchverlag, 2003) |
| – Ernährungsprotokolle der Kinder |
| *Für 11- bis 14-jährige Teilnehmer zusätzlich:* |
| – Allgemeines Arbeitsblatt II (Vertrag, S. 55) |
| – Arbeitsblatt: Ernährungskurs VI (Ampelratespiel, S. 74) |

### Ablauf der Stunde

– Begonnen wird die Stunde mit einem *Kennenlernspiel* für 7- bis 10-Jährige oder einem *Partnerinterview* für 11- bis 14-Jährige (Arbeitsblatt: Ernährungskurs III).

– Anschließend wird das *Ampelsystem* (Arbeitsblatt: Ernährungskurs IV und V) vorgestellt. Nachdem die Kinder die Bedeutung der Ampelfarben aus dem Straßenverkehr beschrieben haben, wird gemeinsam überlegt, wofür die Ampelfarben bei der Ernährung stehen könnten. Dabei wird erarbeitet, dass vor allem kalorienreiche Lebensmittel und Getränke ungünstig sind. Diese sind vor allem fett- und zuckerreich. 1 Gramm Fett (= 9 kcal) enthält mehr als doppelt soviel Kalorien wie Einweiß (4 kcal/g) und Kohlenhydrate (4 kcal/g). Die Einteilung nach den Ampelfarben erfolgt auf Grund des Fett- und Zuckergehalts. Die Farbe „*Rot*" signalisiert „Stopp! Selten und wenig!". Dies bedeutet, dass Lebensmittel aus dieser Gruppe nur selten und in geringer Menge verzehrt werden sollen. Die Farbe „*Gelb*" signalisiert „Kann ich essen! Aber nicht zuviel!". Bei Lebensmitteln aus dieser Gruppe soll auf die Menge geachtet werden. Lebensmittel dieser Gruppe sollten gegenüber Lebensmitteln aus der „roten" Gruppe bevorzugt werden. „*Grün*" bedeutet „Prima! Okay bei Hunger!". Für die Kinder bedeutet dies, dass von Lebensmitteln dieser Kategorie bei Hunger gerne und häufig gegessen werden kann.

– Im Anschluss werden die Kinder aufgefordert sich Gedanken zu machen, welche Lebensmittel in welche Farbkategorie gehören. Hierzu können Beispiele an einer Tafel gesammelt werden. Viele der Kinder stellen bei dieser Aufgabe fest, dass bestimmte Getränke, die sie täglich verzehren, oftmals sehr süß sind und in den „roten" Bereich fallen. Selbstständig sollen sie eine Umstellung der Getränkewahl vornehmen, indem sie Alternativen aus dem grünen Bereich herausfinden. Die Kinder üben die Einteilung auch anhand ihrer Ernährungsprotokolle, die als Kopie bereitgestellt werden, sowie die 11- bis 14-jährigen Kinder mit dem *Ampelratespiel* (Arbeitsblatt: Ernährungskurs VI).

– Danach wird den Kindern das praxisorientierte Handbuch „Kalorien mundgerecht" als Nachschlagewerk ausgehändigt. Gemeinsam wird der Kalorien-, Fett- und Zuckergehalt von einigen Lebensmitteln (z. B. aus dem eigenem Ernährungsprotokoll) nachgeschlagen und diese Lebensmitteln den Ampelfarben zugeteilt.

– Danach wird das *Stempelsystem* (Allgemeines Arbeitsblatt III) vorgestellt. Für regelmäßige Anwesenheit, gute Mitarbeit, Mitbringen aller

Arbeitsunterlagen, Aufräumen nach jeder Stunde und Durchführung der Hausaufgaben erhalten die Kinder Punkte in Form von Stempeln, die am Ende der dreimonatigen Gruppenschulung zusammengezählt und mit einem Geschenk belohnt werden. Bei den 11- bis 14-jährigen Kindern wird zusätzlich ein *Vertrag* (Allgemeines Arbeitsblatt II) abgeschlossen.

## Hausaufgabe

Den Kindern wird ein *Wochenkreis* (Arbeitsblatt: Ernährungskurs VII) mit einer Sieben-Tages-Einteilung ausgehändigt, der zur dritten Gruppenstunde ausgefüllt wieder mitgebracht werden soll. Die Kinder sollen hierin täglich ihre warme Mahlzeit und ihren kalorienreichsten Snack eintragen, die zugehörige Kalorienzahl und den entsprechenden Fettgehalt aus dem Handbuch „Kalorien mundgerecht" heraussuchen und mit der entsprechenden Ampelfarbe markieren (siehe Anleitungszettel Arbeitsblatt: Ernährungskurs VII). Bei jüngeren Kindern empfiehlt sich, dass die Eltern sie bei dieser Aufgabe unterstützen. Auf dem ersten Elternabend zum Thema Ernährung (vgl. Kapitel 2.6.3) wird daher auf diese Hausaufgabe eingegangen.

## 2.4.2 Zweite Kurseinheit: Ernährung

| **Thema** |
| --- |
| – Kochen vollwertiger kalter Mahlzeiten entsprechend der Optimierten Mischkost<br>– Einüben des Ampelsystems<br>– Kinderlebensmittel<br>– Tischdekoration |
| **Materialien** |
| – Küche<br>– Arbeitsblatt: Ernährungskurs VIII und IX (Rezepte, S. 76 und S. 77)<br>– Arbeitsblatt: Ernährungskurs X (Das Auge schmeckt mit, S. 78)<br>– Arbeitsblatt: Ernährungskurs XI (Deko-Tipps, S. 79)<br>– Dekorationsutensilien zum Tischdecken |

## Ablauf der Stunde

– Zunächst werden die verschiedenen Gerichte *Power-Burger, Obstsalat, Bananenmixmilch* und verschiedene *Quark-Dipps* besprochen (Arbeitsblatt: Ernährungskurs VIII und IX). Anschließend werden Kleingruppen von 3 bis 4 Kindern gebildet und jede Gruppe wählt eines der vier Gerichte. Diese einfachen Rezepte können leicht in den Alltag umgesetzt werden. Bei der Zubereitung der Speisen üben die Kinder das Ampelsystem ein.

– Nachdem alle Gruppen ihre Gerichte zubereitet haben, wird mit den Kindern eine Sinnesschulung Thema „*Das Auge schmeckt mit*" durchgeführt (Arbeitsblatt: Ernährungskurs X). Die Kinder sollen in diesem Geschmackstest den Unterschied von Kinderjoghurts zu normalen Joghurts kennen lernen. Die Kinder finden heraus, dass ein Joghurt häufig schon besser schmeckt, wenn er Farbe hat und dass man sich dadurch vom Auge beeinflussen lässt. Kinderlebensmittel sind nicht besser als andere vergleichbare Lebensmittel zu bewerten. Sie enthalten häufig aber viel Zucker und Fett.

– Daran schließt sich ein gemeinsames Tischdecken mit verschiedenen Dekorationsutensilien an, die der Therapeut mitgebracht hat. Vor dem gemeinsamen Essen wird der Tisch betrachtet. Die Kinder diskutieren den Einfluss eines schön gedeckten Tisches auf den Mahlzeitenverzehr. Ein Vorschlagszettel mit *Deko-Tipps* (Arbeitsblatt: Ernährungskurs XI) vermittelt weitere Anregungen.

– Während des gemeinsamen Essens beschreibt jede Kochgruppe kurz die Herstellung und Vorteile ihrer Gerichte. Sind alle Gerichte probiert, erfolgt eine persönliche Bewertung durch jedes einzelne Kind.

## Hausaufgabe

Die Kinder sollen Werbesprüche zu Kinderlebensmitteln aufschreiben.

## 2.4.3 Dritte Kurseinheit: Ernährung

| **Thema** |
| --- |
| – Selbstreflektion Ernährungsgewohnheiten<br>– Mahlzeitenstruktur der Optimierten Mischkost<br>– Austausch von Lebensmitteln nach dem Ampelsystem<br>– Fett- und Zuckergehalt von Lebensmitteln<br>– Bewusstes Genießen<br>– Werbung |

## Materialien

- Arbeitsblatt: Ernährungskurs IV und V (Ampelsystem, S. 72 und S. 73)
- Arbeitsblatt: Ernährungskurs VII (Wochenkreis, S. 75)
- Arbeitsblatt: Ernährungskurs XVII (Zuckerratespiel, S. 85)
- Arbeitsblatt: Ernährungskurs XVIII (Schokoladen-Übung, S. 86)
- Arbeitsblatt: Ernährungskurs XIX (Tagesmahlzeiten Optimierte Mischkost, S. 87)
- Arbeitsblatt: (Ess-)Verhaltenskurs I (Ampelkarte, S. 107)
- 1 Tafel Schokolade
- Würfelzucker
- Videorecorder und Video mit Werbesprüchen
- Tafel
- Handbuch „Kalorien mundgerecht" (Umschau Buchverlag, 2003)
- Ernährungsprotokolle der Kinder

*Für 7- bis 10-jährige Teilnehmer zusätzlich:*
- Arbeitsblatt Ernährung XIII (Reiseratespiel, S. 81)
- Arbeitsblatt Ernährung XIV (Fettgehalt und Ampelfarbe, S. 82)

*Für 11- bis 14-jährige Teilnehmer zusätzlich:*
- Arbeitsblatt Ernährung XII (Ja-Nein-Spiel, S. 80)
- Arbeitsblatt Ernährung XV und XVI (Fettratespiel und Auflösung, S. 83 und S. 84)

## Ablauf der Stunde

- Zunächst stellen die Kinder ihre Hausaufgabe aus der ersten Kurseinheit vor. Der *Wochenkreis* wird gemeinsam besprochen, indem jedes Kind zwei Tage anhand des Ampelsystems vorstellt. Bei unklaren Fällen wird mit dem Handbuch „Kalorien mundgerecht" der Kalorien-, Fett- und Zuckergehalt ermittelt. Anhalt dieser Angaben sollen die Kinder erkennen, warum die Lebensmittel der jeweiligen Ampelfarbe zugeteilt werden. Die Kinder bewerten unter Anleitung des Therapeuten die Auswahl ihrer Lebensmittel und Getränke.
- Nachfolgend berichten die Kinder über Erfahrungen und Veränderungen im Alltag bei der Anwendung des Ampelsystems. Probleme werden angesprochen und Lösungsmöglichkeiten erörtert.
- Danach erfolgt eine Wiederholung des Ampelsystems. Die Kinder ordnen Lebensmittel, die der Therapeut nennt, den Ampelfarben zu. Anschließend wird den Kindern ein ausgefüll-

tes *Ampelsystem* (Arbeitsblatt: Ernährungskurs IV und V) zum Vergleich, als Nachschlagewerk und zum Austausch von Lebensmitteln an die Hand gegeben.
- Nun werden die täglichen *fünf Mahlzeiten der Optimierten Mischkost* vorgestellt (Arbeitsblatt: Ernährungskurs XIX): Eine warme Hauptmahlzeit (meist das Mittagessen), zwei kalte Hauptmahlzeiten (meist das Frühstück und Abendessen) und 2 Zwischenmahlzeiten (das Pausenfrühstück und die Nachmittagsmahlzeit). Zu jeder Mahlzeit soll ein energiefreies bzw. energiearmes Getränk (Wasser, Tee oder Obstsaftschorle) getrunken werden. Die Grundlage der warmen Hauptmahlzeit sind Kartoffeln, Reis oder Nudeln und dazu reichlich Gemüse oder ein Salat aus Rohkost. Die Fleischportion (2- bis 3-mal pro Woche) soll klein und fettarm sein. Einmal pro Woche wird Seefisch gegessen ansonsten fleischfrei. Die zwei kalten Hauptmahlzeiten bestehen vor allem aus Brot oder Getreideflocken (v.a. Vollkornprodukte), fettarmer Milch oder Milchprodukten (1,5% Fett bzw. bei Käse 30% Fett in der Trockenmasse bzw. 17 g absolut), Obst oder Gemüserohkost. Die zwei Zwischenmahlzeiten bestehen aus Brot oder Getreideflocken, Obst oder Gemüserohkost, fettarmem Joghurt (1,5%) sowie selten Süßigkeiten, Kekse oder Kuchen. Die Kinder diskutieren, warum 5 Mahlzeiten pro Tag verzehrt werden sollen. Durch einen regelmäßigen Mahlzeitenverzehr werden Heißhungerattacken vermieden, die häufig zu unreflektiertem Genuss hochkalorischer Lebensmittel führen.
- Die Kinder überlegen sich nun einen Speise- und Getränkeplan für zwei Tage, schreiben ihre Vorschläge an die Tafel und markieren diese mit den Ampelfarben. Die Mahlzeitenstrukturen der eigenen Ernährungsprotokolle, die als Kopie bereit gestellt werden, werden gemeinsam diskutiert. Viele der Kinder stellen bei dieser Aufgabe fest, dass sie nicht regelmäßig essen (Das Frühstück fällt häufig aus. Die Kinder geben an, nicht hungrig zu sein. Dies kann an reichhaltigen Spätmahlzeiten des Vorabends liegen oder an der morgendlichen Hektik).
- Zur Auflockerung bieten sich nun Bewegungsspiele an, wie das *Ja-Nein-Spiel* (Arbeitsblatt: Ernährungskurs XII) für die 11- bis 14-Jährigen oder das *Reiseratespiel* (Arbeitsblatt: Ernährungskurs XIII) für die 7- bis 10-Jährigen. Die jeweiligen Lösungen sollten mit der Gruppe diskutiert werden.
- Nach einer Wiederholung der Themen Zucker

und Fett wird die Einheit für die 11- bis 14-Jährigen fortgeführt mit dem *Fettratespiels* (Arbeitsblatt: Ernährungskurs XV und XVI). Die 7- bis 10-Jährigen erhalten ein Arbeitsblatt, das sich auf den *Fettgehalt verschiedener Lebensmittel* bezieht (Arbeitsblatt: Ernährungskurs XIV). Aus den verschiedenen Lebensmittelgruppen stellt der Therapeut Produkte mit Portionsgröße und Fettgehalt pro Portion vor. Die Kinder haben die Aufgabe die Produkte in die Ampelfarben einzuteilen und einen entsprechenden Farbpunkt hinter das Lebensmittel zu malen. Ziel dieser Spiele ist es, dass die Kinder den Zusammenhang zwischen Fettgehalt und Kaloriengehalt von Lebensmitteln erkennen und Alternativen zu kalorienreichen Lebensmitteln kennen lernen.

– Das *Zuckerratespiel* (Arbeitsblatt: Ernährungskurs XVII) soll den Kindern die versteckten Zucker in Lebensmitteln verdeutlichen. Zur Veranschaulichung kann auch die entsprechende Anzahl von Würfelzucker auf einem Teller demonstriert werden.

– Nun folgt eine Genussübung in Form der *Schokoladen-Übung* (Arbeitsblatt: Ernährungskurs XVIII), in der ein Stück Schokolade einmal möglichst schnell und einmal möglichst langsam verzehrt wird. Damit soll ein bewusstes Genießen von Lebensmitteln unterstützt werden. Die Kinder lernen, dass bereits geringe Mengen (gerade von „roten" Lebensmitteln) ausreichen können, um ein positives Geschmackserlebnis zu erfahren.

– Danach wird die Hausaufgabe „Werbesprüche sammeln" besprochen. Die Kinder stellen ihre gesammelten Werke vor. Zusätzlich kann ein Video mit Werbesprüchen demonstriert werden. Es wird diskutiert, was der jeweilige Inhalt der Werbung vermitteln möchte und wie die Lebensmittel zu bewerten sind. Die Werbesprüche können in Anti-Werbesprüche umgewandelt werden (z. B. „XY ist so leicht und schwimmt sogar auf der Milch" zu „ XY ist so leicht, dass man sich ohne Probleme Kilos anfuttern kann", oder „XY weil's prima schmeckt und Kräfte weckt" zu „XY weil's prima schmeckt und Fettzellen weckt").

## Hausaufgabe

Die Kinder sollten bis zur vierten Kurseinheit Lebensmittelprospekte sammeln. Zudem sollen sie alle von ihnen verzehrten Lebensmittel und Getränke über 2 Wochen anhand der Ampelfarben beurteilen. Pro Portion wird ein Strich in das entsprechende Feld der *Ampelkarte* (Arbeitsblatt: (Ess-)Verhaltenskurs I) eingetragen. Am Ende der Woche sollen die Kinder dann die Striche in den „grünen", „gelben" und „roten" Feldern zusammenzählen. Die Selbstprotokollierung sollte immer beim Essen und Trinken erfolgen und nicht erst abends gesammelt (bessere Selbstkontrolle). Daher soll die Karte überall hin mitgenommen werden. Die anderen Bereiche der Ampelkarte finden zunächst keine Beachtung und werden erst im (Ess-)Verhaltenskurs verwendet. Die Hausaufgabe wird im ersten Essverhaltenskurs besprochen.

## 2.4.4 Vierte Kurseinheit: Ernährung

| Thema |
|---|
| – Wiederholung Ampelsystem |
| – Mahlzeitenpyramide |
| – Selbstbeobachtung |
| – Altersentsprechende Lebensmittelmengen |
| **Materialien** |
| – Arbeitsblatt: Ernährungskurs I (Altersentsprechende Lebensmittelmengen, S. 69) |
| – gesammelte Lebensmittelwerbeprospekte |
| – Schere, Klebestift |
| – DIN-A3 Pappe |
| – Diätwaage |
| – Lebensmittel für einen Tag |
| *Für 7- bis 10-jährige Teilnehmer zusätzlich:* |
| – Arbeitsblatt: Ernährungskurs XX (Drachenanmalbild, S. 88) |

## Ablauf der Stunde

– Zunächst sollen die 11- bis 14-jährigen Kinder und Jugendlichen Vorschläge für die fünf Mahlzeiten am Tag aus den gesammelten Lebensmittelwerbeprospekten ausschneiden. Jeweils auf einer Seite einer DIN-A3 Pappe wird ein negatives Beispiel aus dem „roten" Ampelbereich, auf der anderen Seite ein positives Beispiel aus dem „gelben" und „grünen" Bereich aufgeklebt. Je zwei Kinder bearbeiten eine der fünf Mahlzeiten. Danach stellen die Mahlzeitengruppen ihre Collagen vor. Die jüngeren Kinder kleben die ausgeschnittenen Lebensmittel getrennt nach den drei Ampelbereichen in Form einer Collage auf.

– Anschließend werden mit den Kindern altersentsprechende Lebensmittelmengen der Optimierten Mischkost besprochen. Vom Therapeuten werden auf einem Tisch frische Lebensmittel der verschiedenen Lebensmittelgruppen vorbereitet. Die Kinder sollen nach ihrem Gefühl eine für sie altersentsprechende Lebensmittelmenge zusammenstellen und sie mit einer elektronischen Haushaltswaage genau abwiegen. Anschließend wird anhand des Arbeitsblattes I (Altersentsprechende Lebensmittelverzehrsmengen) die empfohlenen Mengen abgelesen und mit den Vorstellungen der Kinder verglichen. Über die geringe Menge der geduldeten fettreichen Süßigkeiten sind die Kinder häufig erstaunt. Diskutiert wird, dass gerade die fettreichen Süßigkeiten reduziert werden sollten. Am Ende der Stunde wird mit den Kindern das Kochen in der fünften Stunde besprochen. Die Rezepte werden vorgestellt und die Kinder dürfen sich äußern, womit sie ihre Pizza belegen möchten.

## Hausaufgabe

Das *Drachenanmalbild* (Arbeitsblatt: Ernährungskurs XX) soll von den 7- bis 10-jährigen Kindern mit den Ampelfarben ausgemalt werden. Die 11- bis 14-jährigen Kinder und Jugendlichen sollen einen Einkaufszettel schreiben. Dieser soll alle Lebensmittel enthalten, die ihre Familie für eine Woche benötigt. Gemeinsam mit den Eltern soll dann anhand dieses Einkaufszettels eingekauft werden. Dieser Einkaufszettel soll zur nächsten Stunde wieder mitgebracht und berichtet werden, wie das gemeinsame Einkaufen verlaufen ist.

## 2.4.5 Fünfte Kurseinheit: Ernährung

| Thema |
| --- |
| – Bewusstes Einkaufen für 11- bis 14-Jährige |
| – Zubereitung einer warmen Mahlzeit entsprechend der Optimierten Mischkost |
| – Unterscheidung Hunger und Appetit |
| – Praktische Einübung Wohlfühltricks |
| – Ablenkung beim Essen |
| **Materialien** |
| – Küche |
| – Arbeitsblatt: Ernährungskurs XXI und XXII (Rezepte, S. 89 und S. 90) |
| – Arbeitsblatt: Ernährungskurs XXIII und XXIV (Ratespiel Hunger, Appetit oder Sättigung mit Auflösung, S. 91 und S. 92) |
| – Arbeitsblatt: (Ess-)Verhaltenskurs I (Ampelkarte, S. 107) |
| – Arbeitsblatt: (Ess-)Verhaltenskurs IV (Wohlfühltricks, S. 110) |
| *Für 11- bis 14-jährige Teilnehmer zusätzlich:* |
| – Arbeitsblatt: Ernährungskurs XXV (Beobachtungsbogen, S. 93) |

## Ablauf der Stunde

– Zur Zubereitung der Mahlzeiten werden die Kinder in drei Kochgruppen aufgeteilt. Die warme Mahlzeit besteht aus einer *Thunfisch-Gemüse-Pizza* (Rezept Arbeitsblatt: Ernährungskurs XXI) mit *Gurkensalat* und *Nachtisch* (Rezept Arbeitsblatt: Ernährungskurs XXII). Die Rezepte werden ausgeteilt und besprochen. Der Pizzateig wird als Hefeteig hergestellt und nach dem Aufgehen nach den jeweiligen Wünschen der Kinder belegt. Die Gruppen, die mit der Zubereitung ihres Rezeptes früher fertig sind als andere, helfen den anderen Gruppen mit, decken den Tisch und räumen die Küche auf.

– Während die Pizza im Ofen gart, werden die Hausaufgaben der letzten Einheit besprochen. Die älteren Kinder stellen ihren Einkaufszettel und eventuell auftretende Schwierigkeiten vor. Mit Hilfe des Einkaufszettels soll bewusster eingekauft werden. Es wird besprochen wie wichtig es ist, ohne Hunger einzukaufen und sich wirklich an die Vorgaben des Zettels zu halten. Die 7- bis 10-jährigen Kinder stellen ihr *Drachenanmalbild* (Arbeitsblatt: Ernährungskurs XX) vor und beschreiben, warum sie welche Lebensmittel mit der jeweiligen Ampelfarbe angemalt haben.

– Anschließend wird das Ratespiel *Hunger, Appetit oder Sättigung* durchgeführt (Arbeitsblatt: Ernährungskurs XXIII). Ziel des Spiel ist es, dass die Kinder den Unterschied zwischen Hunger und Appetit erkennen. Gegessen werden sollte bevorzugt bei Hunger und nicht bei Appetit ohne Hunger.

– Gemeinsam mit den Kindern werden die 7 *Wohlfühl-Tricks* wiederholt (Arbeitsblatt: (Ess-)Verhaltenskurs IV). Der Therapeut erteilt den Kindern die Aufgabe die *Wohlfühl-Tricks* während des heutigen Essens genau zu beachten und einzuhalten. Beim gemeinsamen Essen wird gegenseitig darauf geachtet, dass die Tricks von jedem Kind auch angewendet werden.

– Während des Essens stellen die einzelnen Kochgruppen ihr Gericht vor und nennen Zutaten und Herstellungsweise. Dabei werden die Vorteile erarbeitet, wie z. B. dass der Vollkornteig der Pizza zwar ungewohnt schmeckt, jedoch durch den geringen Ausmahlungsgrad des Mehls länger sättigt.

– Nun fragt der Therapeut die Kinder und Jugendlichen, ob sie mehrere Dinge gleichzeitig während des Essens machen können. Da die Kinder und Jugendlichen dies häufig bejahen wird hierzu ein Test durchgeführt. Den Kindern und Jugendlichen werden verschiedene Rechenaufgaben und Merktexte gestellt, wobei sie weiter essen sollen. Die Kinder und Jugendlichen stellen fest, dass es sehr schwierig ist beim Essen eine Rechenaufgabe korrekt zu beantworten. Gemeinsam wird erarbeitet, dass man sich beim Essen nur auf eine Sache konzentrieren sollte, nämlich auf die Mahlzeitenaufnahme und das bewusste Essen.

## Hausaufgabe

Alle Kinder sollen bis zur nächsten Woche erneut die verzehrten Lebensmittel und Getränke mit der *Ampelkarte* (Arbeitsblatt: (Ess-)Verhaltenskurs I) protokollieren und sich am Anfang der Woche ein Ziel für den „grünen", „gelben" und „roten" Bereich setzen. Als Anhalt dienen die Summe vorheriger Wochen in den Ampelkarten der Kinder. Den Mahlzeitenrhythmus, die Essgeschwindigkeit und die Wahrnehmung der Körpersignale sollen die 11- bis 14-jährigen Kinder und Jugendlichen anhand eines *Beobachtungsbogens* (Arbeitsblatt: Ernährungskurs XXV) bis zur nächsten Stunde protokollieren.

## 2.4.6 Sechste Kurseinheit: Ernährung

| Thema |
|---|
| – Selbstbeobachtung |
| – Zutatenliste Lebensmittel |
| – Wiederholung Ampelsystem |
| – Fast Food |
| – Geschmackstests zur Verdünnung von Getränken |
| – Fettarme Lebensmittel und Vollkornprodukte |
| **Materialien** |
| – Arbeitsblatt: Ernährungskurs VI (Ampelratespiel, S. 74) |
| – Verpackungen von Lebensmitteln |

– Arbeitsblatt: Ernährungskurs XXVII (Geschmacksprobentest Fettgehalt, S. 95)
– Arbeitsblatt: Ernährungskurs XXVIII (Vollkornbrottest, S. 96)
– Arbeitsblatt: Ernährungskurs XXIX (Apfelsaftschorlentest, S. 97)
– Arbeitsblatt: Ernährungskurs XXX (Diplom Ampelfachmann/-frau, S. 98)
– Nährwertbroschüre Fast Food Restaurant (z. B. McDonald's)
*Für 11- bis 14-jährige Teilnehmer zusätzlich:*
– Arbeitsblatt: Ernährungskurs XXVI (Auswertung Beobachtungsbogen, S. 94)

## Ablauf der Stunde

– Die Stunde beginnt mit der Besprechung der Hausaufgaben. Die Beobachtungsbögen werden von den 11- bis 14-jährigen Kindern und Jugendlichen ausgewertet, indem anhand des Arbeitsblatts: Ernährungskurs XXVI (Auswertung Beobachtungsbogen) die Aussagen jedes einzelnen Abschnitts besprochen werden. Danach werden die Ampelkarten (Arbeitsblatt: (Ess-)Verhaltenskurs I) besprochen. Hier kann noch einmal darauf eingegangen werden, dass diese Karte immer vor dem Essen ausgefüllt werden sollte. Auch sollte auf realistische Ziele der einzelnen Ampelbereiche geachtet werden.

– Anschließend wird die Zutatenliste auf Lebensmittelverpackungen anhand von Beispielen erklärt. Die Zutatenliste bedeutet, dass das erstgenannte Lebensmittel am meisten im Produkt enthalten ist, die zuletzt genannten am geringsten.

– Nun folgen Geschmacksprobentests verschiedener Lebensmittel bezüglich ihres *Fettgehaltes* (Arbeitsblatt: Ernährungskurs XXVII). Die Kinder sollen den Fettgehalt von Lebensmitteln unterscheiden können und lernen, dass fettärmere Lebensmittel häufig genauso schmecken wie fettreiche Produkte.

– Beim *Vollkornbrottest* (Arbeitsblatt: Ernährungskurs XXVIII) sollen die Brotsorten identifiziert werden, die aus Vollkornmehl hergestellt sind. Vollkornbrote sollten bevorzugt verzehrt werden, da sie mehr sättigen. Die Ballaststoffe verlängern den Verdauungsvorgang. Da Brot nach längerer Verweildauer im Mund durch die verdauende Wirkung des Speichels süß schmeckt, kann bei diesem Geschmackstest auch der Wohlfühltrick „Langsam essen" wiederholt werden.

– Ein *Apfelsaftschorlentest* (Arbeitsblatt: Ernährungskurs XXIX) bezieht sich auf den Verdünnungsgrad von Saft mit Wasser. Die Kinder sollen erfahren, dass auch kalorienärmere verdünnte Säfte gut schmecken und erfrischen können.

– Ein *Ampelratespiel* (Arbeitsblatt: Ernährungskurs VI) dient der Wiederholung des Ampelsystems bezüglich der Alternativen aus dem „gelben" und „grünen" Bereich.

– Im Anschluss daran wird den Kindern die Nährwertbroschüre der Firma McDonald's ausgehändigt, die man auch in jedem Restaurant erhalten kann. Die Kinder sollen herausfinden, welche Mahlzeiten und Produkte bei McDonald's am ehesten zu empfehlen sind und dass auch eine Fast Food Mahlzeit der Optimierten Mischkost entsprechen kann (z. B. Hamburger mit Salat und Mineralwasser).

– Zum Abschluss wird den Kindern ein *Diplom zum/zur Ernährungsampelfachmann/-frau* (Arbeitsblatt: Ernährungskurs XXX) verliehen. Die gesammelten Stempelpunkte der Kinder im Ernährungskurs werden zusammengezählt und es wird ihnen ein Überraschungsgeschenk überreicht.

## 2.5 (Ess-)Verhaltenskurs für Kinder und Jugendliche

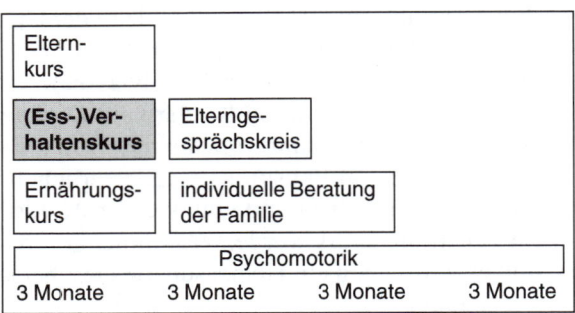

Der (Ess-)Verhaltenskurs wird über sechs Einheiten durchgeführt. Auf Schwierigkeiten („Achtung") und Besonderheiten bei Kindern im Alter von 11 bis 14 Jahren („Besonderheiten bei Kindern und Jugendlichen ab 11 Jahren") wird jeweils besonders eingegangen.

Die Hausaufgaben werden größtenteils mit der Ampelkarte (Arbeitsblatt: (Ess-)Verhaltenskurs I) durchgeführt. Neben den jeweils besprochenen Hausaufgaben können aber auch Aufgaben aus vorherigen Einheiten wiederholt werden.

### 2.5.1 Erste Kurseinheit: (Ess-)Verhalten

| Thema |
|---|
| Motivationsaufbau |
| Ursachen des Übergewichts |
| **Material** |
| – Allgemeines Arbeitsblatt III (Stempelplan, S. 56) |
| – Arbeitsblatt: (Ess-)Verhaltenskurs I (Ampelkarte, S. 107) |
| – Arbeitsblatt: (Ess-)Verhaltenskurs II (Gründe für Übergewicht, S. 108) |
| *Für 11- bis 14-jährige Teilnehmer zusätzlich:* |
| – Allgemeines Arbeitsblatt II (Vertrag, S. 55) |

### Ablauf der Stunde

– Der Therapeut stellt sich und das Programm, die Gruppenregeln (u. a. es spricht immer nur einer) sowie den *Stempelplan* (Allgemeines Arbeitsblatt III) vor. Die 11- bis 14-jährigen Kinder und Jugendlichen sowie der Therapeut unterschreiben einen *Vertrag* (Allgemeines Arbeitsblatt II), um über dieses Ritual der Erwachsenenwelt die Bedeutung des Kurses und

somit Verbindlichkeit sowie Motivation zu erhöhen. Es sollte betont werden, dass für jeden andere Tricks zum Abnehmen gut sind. Um unrealistischen Erwartungen und Frustrationen vorzubeugen wird darauf hingewiesen, dass nicht das Normalgewicht das Ziel des Programms ist.

– Die Kinder stellen sich untereinander vor, z. B. nach Zuwerfen eines Balles mit folgenden Schwerpunkten: Hobbies, welche negativen oder positiven Erfahrungen existieren bisher mit dem Dicksein? Wer möchte (sonst noch), dass das Kind abnimmt? Wer nicht?

– Danach werden *Gründe für das Übergewicht* an der Tafel gesammelt. Alternativ können diese erst persönlich überlegt und auf dem Arbeitsblatt: (Ess-)Verhaltenskurs II (Gründe für Übergewicht) angekreuzt werden. Bei der anschließenden offenen Runde verteilt der Therapeut viel Lob für die Kinder, welche aus eigenem Antrieb Beispiele für emotionsinduziertes Essen berichten. Durch die öffentliche Benennung eigener Schwierigkeiten im Umgang mit Essen werden innerhalb der Gruppe gruppentherapeutische Prozesse angeregt und das Bewusstsein für schwierige Bereiche geschärft. Häufig ergeben sich erste Ansatzpunkte für mögliche Änderungen, welche in der Gruppe angesprochen werden können. Meistens haben die Kinder schon eine ganze Menge Wissen über die Gründe des Übergewichts, dennoch sollten alle im Arbeitsblatt: (Ess-)Verhaltenskurs II genannten Gründe für das Übergewicht erarbeitet werden. Bei dem Punkt „zuviel essen" sollte darauf hingewiesen werden, dass auch zuviel „Gesundes" zu Übergewicht führt. Unregelmäßiges essen oder auf Mahlzeiten zu verzichten führen ebenfalls zu Übergewicht, da bei Heißhungerattacken häufig unreflektiert viele Kalorien verzehrt werden.

– Danach wird die Protokollierung mit der Ampelkarte (Hausaufgabe der dritten Kurseinheit Ernährung) besprochen. Dabei soll auf Schwierigkeiten der Durchführung sowie bereits wahrgenommener Veränderungen aufgrund der Protokollierung eingegangen werden. Zur besseren Selbstkontrolle sollte immer beim Essen und Trinken protokolliert werden und nicht abends gesammelt. Dann werden für jedes Kind anhand der Summe in den jeweiligen Bereichen „rote", „gelbe" und „grüne" Lebensmittel realistische Ziele (d.h. eine Veränderung um maximal zwei Striche) erarbeitet. Um den „roten" Bereich zu reduzieren kann es sinnvoll sein, ein Lebensmittel, welches besonders häufig verzehrt wird (z.B. Kakao jeden Morgen zum Frühstück), auf fünf statt sieben Mal pro Woche zu reduzieren.

| Achtung: |
|---|
| Der Therapeut sollte die Kinder und Jugendlichen bei problematischen Punkten (z. B. Hänseln) nicht überfordern, indem er darauf insistiert, dass sie darüber vor der Gruppe berichten. Das Thema emotionsinduziertes Essverhalten ist häufig mit Scham besetzt. Die Kinder und Jugendlichen schätzen unter einer sensiblen und einfühlsamen Anleitung des Therapeuten selbst ein, welche Gründe bei ihnen am ehesten zutreffen. |

## Hausaufgabe

Selbstprotokollierung der Lebensmittel anhand der Ampelkarte. Bei Erreichen der jeweiligen Ziele kann eine Belohnung mit den Eltern vereinbart werden. Dies sollte vorher auf dem Elternabend (Ess-)Verhalten angesprochen werden.

## 2.5.2 Zweite Kurseinheit: (Ess-)Verhalten

| Thema |
|---|
| – Zusammenhang Energiezufuhr und Energieverbrauch<br>– Lebensmittelmenge<br>– Angemessenes (Ess-)Verhalten |
| **Material** |
| – Arbeitsblatt: (Ess-)Verhaltenskurs I (Ampelkarte, S. 107)<br>– Arbeitsblatt: (Ess-)Verhaltenskurs III (Energiewaage, S. 109)<br>– Arbeitsblatt: (Ess-)Verhaltenskurs IV (Wohlfühltricks, S. 110)<br>– Arbeitsblatt: (Ess-)Verhaltenskurs V (Abnehmtricks, S. 111)<br>– Süßigkeiten auf Teller<br>*Für 11- bis 14-jährige Teilnehmer zusätzlich:*<br>– Arbeitsblatt: (Ess-)Verhaltenskurs VI (Selbstbeobachtungsbogen, S. 112) |

## Ablauf der Stunde

– Zunächst wird der Selbstbeobachtungsbogen *Ampelkarte* (Arbeitsblatt: (Ess-)Verhaltenskurs I) mit den Auswirkungen auf das (Ess-)Verhalten besprochen. Im Anschluss werden

wiederum Ziele der drei Ampelbereiche für die nächste Woche festgelegt.

– Danach wird anhand des Arbeitsblattes: (Ess-)Verhaltenskurs III (*Energiewaage*) der Zusammenhang von Energiezufuhr und Energieverbrauch erläutert. Wer sich viel bewegt braucht viel Nahrung und umgekehrt. Des Weiteren wird anhand verschiedener Bewegungsformen (wie z. B. Spazierengehen, Fahrradfahren oder auf den Spielplatz gehen) oder Sportarten (z. B. Fußball oder Schulsport) erarbeitet, was genau wenig, durchschnittlich oder viel Bewegung bedeutet. Alle Kinder überlegen sich eine Bewegungsübung für zu Hause (z. B. mit dem Fahrrad zur Schule). Der Therapeut fragt jeden Einzelnen nach seiner persönlichen Bewegungsübung und lässt diese auf der Ampelkarte notieren, um somit die Verbindlichkeit zur Durchführung zu erhöhen.

– Schließlich wird genauer differenziert, was wenig, genügend oder viel Nahrung ist. Veranschaulicht werden kann die Energiewaage durch verschieden große Portionen auf mehreren Tellern bzw. durch eine kleine Süßigkeit (Duplo, 5 bis 6 Gummibärchen, 6 bis 8 Chips), mittelgroße Süßigkeit (z. B. kleiner Marsriegel, kleine Chipstüte) oder durch eine große Süßigkeit (Tafel Schokolade, X-Size Snickers, 100g Chips), sowie durch eine kleine, mittelgroße und große Sportlerfigur. Meist verstehen die Kinder das dynamische Gleichgewicht zwischen der Menge an Bewegung und dem dadurch entstehenden Energiebedarf sehr schnell. Mittels eines Ratespiels, für welches der Therapeut zwei Gruppen bilden lässt, werden dann durch den Therapeuten vorgegebene Beispiele für wenig, mittel oder viel Bewegung und Nahrung spielerisch den einzelnen Kategorien zugeordnet.

– Nun wird gemeinsam überlegt, welche Essgewohnheiten sich günstig oder ungünstig auf das Körpergefühl, Wohlbefinden und auf das Gewicht auswirken. Alle *Wohlfühltricks* (Arbeitsblatt: (Ess-)Verhaltenskurs IV) sollten erarbeitet werden. Es sollte langsam gegessen, gründlich gekaut und Pausen gemacht werden, da die Sättigung erst nach 15 bis 20 Minuten eintritt. Veranschaulicht werden kann das durch schnelles versus langsames Essen einer Kleinigkeit, bzw. gemeinsames Essen mit viel oder wenig Pausen. Je nach Gruppe kann man auch ausprobieren, sich so gemütlich wie eine Schildkröte zu bewegen und dabei zu spüren wie angenehm es sich anfühlt (langsames Essen = Genuss und Wohlgefühl für den Körper). Die Regelmäßigkeit der Mahlzeiten ist wichtig um dem Heißhunger vorzubeugen. An einem festen Platz zu essen und zu trinken verhindert, dass nebenbei unbewusst Lebensmittel verzehrt werden. Es sollte beim Essen nicht ferngesehen werden, da ansonsten das Sättigungsgefühl nicht bemerkt wird.

– Des Weiteren wird auf die Wichtigkeit einer ausreichenden Trinkmenge eingegangen. Jedes Kind nennt seine Lieblingstrinkzeiten. Gemeinsam wird erarbeitet, dass viel trinken auch prima gegen Appetit eingesetzt werden kann, da sich dann der Magen voller anfühlt.

– Die Einheit endet mit einer Zusammenfassung der ersten 3 *Abnehmtricks* (1. Viel bewegen, 2. Wohlfühl-Tricks, 3. Viel trinken) (Arbeitsblatt: (Ess-)Verhaltenskurs V).

## Hausaufgabe

Die 11- bis 14-jährigen Kinder und Jugendlichen sollen den Selbstbeoachtungsbogen über eine Woche ausfüllen (siehe Arbeitsblatt: (Ess-)Verhaltenskurs VI). Dabei wird Punkt für Punkt dieses Arbeitsblatts durchgegangen. Jedes Kind soll hinsichtlich jeder einzelnen Einstufung konkrete Verhaltensweisen nennen und auch darstellen (z.B. „Was heißt das denn, wenn einer auf der Skala von 1 bis 5 bei „Wie schnell hast du heute gegessen?" eine „3" ankreuzt?"). Am Ende wird diskutiert, warum auch solche Punkte wie z.B. „Wie sehr habe ich mich heute gefreut oder gelangweilt" beobachtet werden sollen und in welchem Zusammenhang sie mit dem Essverhalten stehen könnten. Alle Kinder sollen zusätzlich in der Ampelkarte mit einem Strich markieren, wenn sie ihre Bewegungsübung durchgeführt haben und die verzehrten Lebensmittel und Getränke in der Ampelkarte (Arbeitsblatt: (Ess-)Verhaltenskurs I) protokollieren.

## 2.5.3 Dritte Kurseinheit: (Ess-)Verhalten

| Thema |
| --- |
| – Körperwahrnehmung |
| – Differenzierung Hunger – Appetit |
| – Selbstverstärkung |
| **Material** |
| – Arbeitsblatt: (Ess-)Verhaltenskurs I (Ampelkarte, S. 107) |
| – Arbeitsblatt: (Ess-)Verhaltenskurs IV (Wohlfühl-Tricks, S. 110) |

– Arbeitsblatt: (Ess-)Verhaltenskurs V (Abnehmtricks, S. 111)
– Arbeitsblatt: (Ess-)Verhaltenskurs VIII (Unterscheidung Hunger – Appetit, satt – pappsatt, S. 114)
– Arbeitsblatt: (Ess-)Verhaltenskurs IX (So kannst Du mir helfen, S. 115)
*Für 11- bis 14-jährige Teilnehmer zusätzlich:*
– Arbeitsblatt: (Ess-)Verhaltenskurs VI (Selbstbeobachtungsbogen, S. 112)
*Für 7- bis 10-jährige Teilnehmer zusätzlich:*
– Arbeitsblatt: (Ess-)Verhaltenskurs VII (Fantasiereise durch den Körper, S. 113)

## Ablauf der Stunde

– Zunächst werden die Hausaufgaben der letzten Woche besprochen und auf Schwierigkeiten und Lösungsmöglichkeiten bei der Durchführung der Bewegungsübungen für zu Hause eingegangen. Bei der Besprechung des Selbstbeobachtungsbogens bezüglich des Essverhaltens fragt der Therapeut, welche Items des Selbstbeobachtungsbogens eine Hilfe waren. Für Kinder und Jugendliche, welche durch den Selbstbeobachtungsbogen eine hilfreiche Selbstkontrolle erlebt haben, sind normalerweise v.a. die Fragen bezüglich des Essverhaltens eine Unterstützung. Dies ist ein guter Zeitpunkt, um die *Wohlfühl-Tricks* (Arbeitsblatt: (Ess-)Verhaltenskurs IV) zu wiederholen. Nach einer ausführlichen Diskussion macht jedes Gruppenmitglied ein Kreuz vor den aus seiner Sicht schwierigsten *Wohlfühl-Trick* und nimmt sich vor, diesen ganz bewusst die nächste Woche zu üben. Dazu wird dieser *Wohlfühl-Trick* als „Wohlfühl-Trick der Woche" in die *Ampelkarte* (Arbeitsblatt: (Ess-)Verhaltenskurs I) eingetragen.

– Danach wird mit den Kindern und Jugendlichen der Unterschied zwischen Hunger und Appetit diskutiert. Zum Einstieg in das Thema bietet sich für die 7- bis 10-Jährigen eine *Fantasiereise* durch den Körper (Arbeitsblatt: (Ess-)Verhaltenskurs VII) an. Anschließend werden an der Tafel Beispiele aus dem Alltag der Kinder und Jugendlichen für Hunger und Appetit sowie Sättigung und Übersättigung gesammelt. Wichtig dabei ist, dass jeweils der Fokus auf das Körpergefühl gelegt wird. Die Kinder und Jugendlichen erarbeiten mit dem Arbeitsblatt: (Ess-)Verhaltenskurs VIII woran sie selbst erkennen können ob sie gerade *Hunger, Appetit, Sättigung oder Übersättigung* verspüren. Viele Adipöse verfügen über eine schlechte Körperwahrnehmung. Hilfreich kann es für ältere Kinder sein, dass sie bei Hunger begleitende Emotionen beachten und somit emotionsinduziertes Essverhalten erkennen.

– Zum Abschluss wird überlegt, welche negativen oder positiven Folgen eine angemessene Sättigung oder das Völlegefühl für das eigene Wohlbefinden, die eigene Fitness und das Körpergewicht haben.

– Im zweiten Teil der Einheit wird das Loben besprochen. Der Therapeut weist darauf hin, dass Abnehmen ein langer und häufig schwieriger Weg ist. Gerade dann, wenn man „nur" einen Teilerfolg hatte, ist es wichtig, dass die Kinder und Jugendlichen sich selbst loben! In der Gruppe werden Beispiele aus dem Alltag überlegt, bei denen man sich schon mal selbst gelobt hat oder bei denen es ausprobiert werden kann. Je nach Gruppe kann das Loben innerhalb der Gruppe geübt werden in Form von „Das finde ich bei Dir gut!". Da dies für die Kinder häufig sehr ungewohnt ist, sollte der Therapeut immer die Schlussbemerkung machen und dringend darauf achten, dass die Kinder und Jugendlichen wirklich nur wertschätzende Äußerungen anbringen. Wenn ein Kind sagt „Ich weiß aber nichts, der ist doof", dann weist der Therapeut sehr bestimmt darauf hin, dass jeder sowohl gute wie auch schlechte Seiten hat. Ferner deutet er an, schon viele gute Seiten am Betreffenden entdeckt zu haben und gibt dem Kind einen Tipp, auf welchen Bereich des betreffenden Kindes es noch mal ganz besonders achten soll.

– Schließlich wird überlegt, wie die Kinder und Jugendlichen die Eltern darauf hinweisen können, wann die Eltern loben sollen und wobei die Eltern helfen dürfen (z.B. mit auf langsames Essen achten). Bezüglich der Wünsche der Kinder und Jugendlichen an ihre Eltern hinsichtlich Loben und Hilfestellungen fragt der Therapeut nach erfolgreichen Erfahrungen der Kinder im Umgang mit ihren Eltern (z.B. „ich habe meinen Eltern gesagt, dass ich meine Hausaufgaben auch alleine kann und sie selbst um Hilfe frage, wenn ich nicht mehr weiter weiß!") und überlegt mit der Gruppe, wie für jeden Einzelnen der Transfer in die neue Situation am besten gewährleistet werden kann. Die Ideen werden auf dem Arbeitsblatt: (Ess-)Verhaltenskurs IX (So kannst Du mir helfen) gesammelt. Beispielsweise hat folgende Strategie eines Kindes, das den Wohlfühl-Trick „Langsam essen" trainieren möchte, gute Erfolgschancen, von den Eltern positiv

aufgenommen zu werden: „Liebe Mama, wir haben in der Gruppe heute überlegt, wie die Eltern uns noch besser helfen können. Ich habe mir überlegt, dass ihr mir bitte sagen sollt, wenn ich wieder mal zu schnell esse und mich bitte lobt, wenn ich langsam esse. Ich würde mich auch total über eine kleine Überraschung freuen, wenn ich das zwei Wochen gut durchhalte und selber dran denke." Vermieden werden sollten Strategien wie z.B. „Wenn ich jetzt eine Woche sehr mit dem Essen aufpasse, möchte ich den neuen Baukasten!", sondern besser konkrete Verhaltensänderungen durch Zuwendung und gemeinsame Aktivitäten verstärkt werden. Rigide Vorsätze wie „diese Woche esse ich keine Süßigkeiten" sollten vermieden werden, da bei der ersten Missachtung sofort Frustrationen ausgelöst werden. Diese führen häufig zu den Gedanken „Jetzt ist sowieso alles egal" und können damit emotionsinduziertes (Ess-)Verhalten auslösen.

– Zum Abschluss werden die ersten vier *Abnehmtricks* (1. Viel bewegen, 2. Wohlfühl-Tricks, 3. Viel trinken und 4. Selbstlob) wiederholt (Arbeitsblatt: (Ess-)Verhaltenskurs V)

---

**Achtung:**

Bei 11- bis 14-jährigen Jungen sollte die Übung „Loben" nur bei guter Gruppenstimmung durchgeführt werden. Da das Loben als Gruppenübung emotional sehr berührend sein kann, ist eine Nachbesprechung notwendig. Falls es jemandem schlechter geht als vorher, muss der Therapeut darauf eingehen und die Erfahrungen, wenn möglich unter Zuhilfenahme der Gruppe, in einen positiven ressourcenorientierten Kontext bringen!

---

## Hausaufgabe

Die Übung der Woche auf der Ampelkarte ist das Selbstlob. Pro Selbstlob gibt es einen Strich. Auf der Rückseite der Ampelkarte soll die Situation mit Datum notiert werden, in der das Selbstlob angewendet wurde. Darüber hinaus wird der schwierigste Wohlfühl-Trick von jedem Kind protokolliert. Die Kinder sollen ihre Eltern um Unterstützung anhand des Arbeitsblattes: (Ess-)Verhaltenskurs IX (So kannst Du mir helfen) bitten.

## 2.5.4 Vierte Kurseinheit: (Ess-)Verhalten

| Thema |
| --- |
| – Impulskontrolle |
| – Ablenkstrategien |
| **Material** |
| – Arbeitsblatt: (Ess-)Verhaltenskurs I (Ampelkarte, S. 107) |
| – Arbeitsblatt: (Ess-)Verhaltenskurs V (Abnehmtricks, S. 111) |
| – Arbeitsblatt: (Ess-)Verhaltenskurs X (Meine Bremse, S. 116) |
| *Für 11- bis 14-jährige Teilnehmer zusätzlich:* |
| – Arbeitsblatt: (Ess-)Verhaltenskurs XI (Selbstkontrolle, was ist das?, S. 117) |
| – Arbeitsblatt: (Ess-)Verhaltenskurs XII (Wie kann ich mich ablenken, wenn ...?, S. 118) |

### Ablauf der Stunde

– Bei der Besprechung der Hausaufgaben wird auf die Reaktion der Eltern bei der Bitte um Verstärkung eingegangen. Bei Schwierigkeiten sollte hierauf in den Familiengesprächen eingegangen werden. Nun wird kurz wiederholt und gemeinsam überlegt, woran man Hunger und Appetit unterscheiden kann gefolgt von einem kurzen Rückblick auf die Situationen, bei denen man ohne Hunger isst. Hierzu soll jedes Kind noch mal kurz seine schwierigste Situation nennen.

– Es folgt eine kurze Demonstration der STOPP-Technik. Nachdem der Therapeut die Kinder aufgefordert hat, an etwas bestimmtes zu denken, ruft er laut „Stopp". Danach fragt er, inwiefern es den Kindern gelungen ist, ohne Unterbrechung ihren Gedanken zu folgen. Danach folgt die Erläuterung der STOPP-Technik. Die STOPP-Technik ist eine kognitive Imagination (z.B. Vorstellen eines großen Stopp-Schildes, oder eines Menschen, der laut „Stopp!" ruft), welche den aktuellen Gedankengang unterbricht (z.B. wenn man gerade Appetit hat und man sich in Gedanken vorstellt, eine Tafel Schokolade zu holen).

– Die Kinder und Jugendlichen überlegen sich nun ihre eigene STOPP-Technik. Jeder soll solange in Gedanken die Technik bei bestimmten Situationen üben, bis alle sich theoretisch sicher in der Anwendung fühlen. Dann fragt der Therapeut, wer Lust hat, dies mal vor der Gruppe auszuprobieren. Dieses Kind setzt sich dann mit dem Stuhl in die Mitte. Auf ein Startzeichen des Therapeuten hin versuchen die Kinder, den Probanden dazu zu bewegen, an etwas Leckeres zu denken, während der Proband die STOPP-Technik anwendet. In der anschließenden Besprechung hat der Proband erfahrungsgemäß automatisch die Technik der Ablenkung benutzt und nach Anwendung der STOPP-Technik an etwas anderes, meist Schönes gedacht (kognitive Umstrukturierung).

– Um sich im Alltag an die STOPP-Technik zu erinnern, bespricht die Gruppe an welchen Orten (z.B. Kühlschrank, Vorratsschrank) zur Erinnerung STOPP-Schilder angebracht werden können. Die Kinder können für diese Schilder eigene Sprüche sammeln (Arbeitsblatt: (Ess-)Verhaltenskurs X Meine Bremse).

– Zum Abschluss werden die ersten 5 *Abnehmtricks* (1. Viel bewegen, 2. Wohlfühl-Tricks, 3. Viel trinken, 4. Selbstlob, 5. Stopp sagen) wiederholt (Arbeitsblatt: (Ess-)Verhaltenskurs V)

| Achtung: |
| --- |
| Erfahrungsgemäß ist diese Unterrichtseinheit auf Grund der vielen Theorie eine schwierige Stunde und ist um so einfacher durchzuführen je höher das Durchschnittsalter der Gruppe ist. Vor allem bei den 7- bis 10-Jährigen sollte nur bei einer sehr strukturierten Gruppe über die STOPP-Technik hinaus Ablenktechniken eingeübt werden. |

### Besonderheiten bei Kindern und Jugendlichen ab 11 Jahren

Wenn der Therapeut anspricht, warum dieselben Strategien der Impulskontrolle manchmal erfolgreich sind und manchmal nicht, unterstreicht meistens einer der Kinder die Wichtigkeit des emotionalen Kontexts (z.B. „Ja, wenn ich schlecht drauf bin, dann klappt das nicht, dann esse ich erst recht."). Im Anschluss wird das Arbeitsblatts: (Ess-)Verhaltenskurs XI (Selbstkontrolle, was ist das?) besprochen. Anschließend greift der Therapeut die Bemerkungen hinsichtlich der Ablenkungen auf und fragt, wer noch einmal eine mittelschwere Situation in Zusammenhang mit Essen schildern möchte. Danach sollte die Gruppe möglichst selbständig in der Lage sein, adäquate Vorschläge für mögliche Formen der Aufmerksamkeitslenkung zu sammeln. Diese können auf dem Arbeitsblatt: (Ess-)Verhaltenskurs XII (Wie kann ich mich ablenken, wenn ...) gesammelt werden.

## Hausaufgabe

Die Kinder und Jugendlichen sollen die STOPP-Technik zuhause üben. Dies wird auf der Ampelkarte (Arbeitsblatt: (Ess-)Verhaltenskurs I) unter Übung der Woche eingetragen. Wenn die STOPP-Technik gelingt, soll ein Strich gemacht werden. Auf der Rückseite der Karte soll die Situation mit Datum eingetragen werden. Die STOPP-Karten sollen an Orten großer Versuchungen befestigt werden. Die 11- bis 14-jährigen Kinder und Jugendlichen sollen zusätzlich die gesammelten Ablenktechniken einsetzen und herausfinden, welche Techniken bei ihnen Wirkung zeigen.

## 2.5.5 Fünfte Kurseinheit: (Ess-)Verhalten

| Thema |
| --- |
| – Selbstwirksamkeit |
| **Material** |
| – Arbeitsblatt: (Ess-)Verhaltenskurs I (Ampelkarte, S. 107) |
| – Arbeitsblatt: (Ess-)Verhaltenskurs V (Abnehmtricks, S. 111) |
| – Arbeitsblatt: (Ess-)Verhaltenskurs XIII (Selbstsicherheit, was ist das?, S. 119) |

## Ablauf der Stunde

– Zunächst berichten die Kinder und Jugendlichen über die Wirksamkeit der Stopptechnik. Die 11- bis 14-Jährigen beschreiben zusätzlich den Erfolg ihrer Ablenktechniken.
– Danach stellt der Therapeut das Thema *Mutig sein (Selbstsicherheit)* vor. Die Gruppe überlegt, was es heißt, sich selbst etwas zu trauen und mutig zu sein. Dabei sollten mit Unterstützung alle Punkte des Arbeitsblattes: (Ess-)Verhaltenskurs XIII (Selbstsicherheit, was ist das?) gesammelt werden.
– Formen selbstsicheren Verhaltens sollten in mehreren Rollenspielen von jedem Kind geübt werden, wobei das jeweilige Kind über die Rollenverteilung entscheiden darf. Anschließend wird für jedes Kind eine individuelle Selbstsicherheitsübung für zu Hause überlegt und auf der Ampelkarte (Arbeitsblatt: (Ess-)Verhaltenskurs I Ampelkarte: Übung der Woche) vermerkt.

– Nun erklärt der Therapeut den 11- bis 14-jährigen Kindern und Jugendlichen die Selbstsicherheitstreppe: Im ersten Schritt wird versucht die problematischen Situationen genau zu beschreiben (z.B. „Bei meiner Oma gibt es immer Kuchen und ich muss immer mindestens zwei Stücke essen und ich kann da nicht ablehnen!"). Im zweiten Schritt wird möglichst das erwünschte Zielverhalten ermittelt (z.B. Oma widerstehen können, wenn sie Kuchen anbietet). Im nächsten Schritt werden alle, auch verrückte Ideen gesammelt (z.B. einfach aufstehen, „Nein" sagen, Mutter vorher um Hilfe bitten, Kuchen auf den Boden werfen) und anschließend per Schulnoten bewertet. Hierbei sollte man beachten, dass der Grad der sozialen Erwünschtheit bei den Kindern sehr hoch ist und somit am Anfang häufig nur idealisierte Lösungen genannt werden (z.B. ich sage einfach „Nein"), deren Umsetzung in der konkreten Situation häufig nur schwer möglich ist. Es ist Aufgabe des Therapeuten die Kinder und Jugendlichen für mehrere realisierbare Ideen zu begeistern. Mehrere Handlungsalternativen führen zu einer weiterhin bestehenden Handlungsfähigkeit, wenn eine Lösung nicht den erwünschten Erfolg zeigt.
– Daraufhin übt jedes Gruppenmitglied die Durchführung der Selbstsicherheitstreppe anhand einer problematischen persönlichen Situation ein und stellt sie der Gruppe vor, die unter Anleitung des Therapeuten auf sensible Punkte hinweist. Gemeinsam wird für jeden Teilnehmer die jeweils beste Lösung für seine individuelle Problemsituation ausgewählt. Diese soll bis zur nächsten Stunde ausprobiert werden. Die Kinder und Jugendlichen sollten ihre Versuche der Umsetzung per Strichliste dokumentieren (z.B. Arbeitsblatts: (Ess-)Verhaltenskurs I Ampelkarte).
– Schließlich wird überlegt, warum das Gelingen dieser Übungen auf Dauer das Abnehmen vereinfacht. Mit Hilfe des Therapeuten sollen die Kinder und Jugendlichen erkennen, dass viele kleine Erfolge in schwierigen Situationen auf Dauer das Vertrauen in die eigenen Fähigkeiten erhöht und die Überzeugung steigert, auch in Zukunft schwierige Situationen (wie z.B. Hänseln) erfolgreich zu meistern. Dieses höhere Maß an wahrgenommener Selbstwirksamkeit vermindert den Alltagsstress und verringert dadurch den Frust und somit potentielle Auslöser für emotional bedingtes Essverhalten.
– Zum Abschluss werden alle *Abnehmtricks* (1.

Viel bewegen, 2. Wohlfühl-Tricks, 3. Viel trinken, 4. Selbstlob, 5. Stopp sagen, 6. Mutig sein) wiederholt (Arbeitsblatt: (Ess-)Verhaltenskurs V)

| Achtung: |
|---|
| Je nach Beispielen muss überlegt werden, was aggressives Verhalten von selbstsicheren Verhaltensweisen unterscheidet. Es sollte deutlich gemacht werden, dass Gewalt nur in Ausnahmesituationen einen guten Weg darstellt. Hilfreich ist hier häufig die Demonstration in Form eines Rollenspiels, bei dem der Therapeut das Opfer darstellt (was den Kindern dann noch mehr Spaß macht). Nach dem Rollenspiel werden die Kinder nach den Gefühlen des Opfers gefragt und wie das Opfer wohl in Zukunft reagieren wird. |

## Besonderheiten bei Kindern und Jugendlichen ab 11 Jahren

Da adipöse ältere Kinder und Jugendliche normalerweise ein geringes Selbstwertgefühl aufweisen, sollte das Thema indirekt angegangen werden, um die Aufmerksamkeit nicht unnötig auf Defizite zu lenken. Ein guter Einstieg in die Thematik ist meist: „In der dritten Stunde hattet ihr ja Gelegenheit, festzustellen wie gut es tut, sich auch mal selbst auf die Schulter zu klopfen. Wie einige von euch festgestellt haben, führt das zu einem guten Gefühl. Nun, bevor wir uns überlegen, was das alles mit dem Thema „Selbstsicherheit" zu tun hat, denkt doch bitte alle an eine Person, welche für euch der Inbegriff von Selbstsicherheit ist." Danach gibt jedes Gruppenmitglied an, aufgrund welcher Eigenschaften es die entsprechende Person für besonders selbstsicher oder unerschütterlich hält. Alle Äußerungen werden auf ein Plakat geschrieben. Zusätzlich nennt der Therapeut weitere positive Eigenschaften der Kinder und Jugendlichen , um neue Impulse zur Steigerung des Selbstbewusstseins zu geben. Wenn alle Punkte des Arbeitsblattes: (Ess-)Verhaltenskurs XIII (Selbstsicherheit, was ist das?) erarbeitet wurden, überlegen sich die Kinder, wo sie die größten Schwierigkeiten haben und welche Eigenschaften sie schon einigermaßen beherrschen.

## Hausaufgabe

Jedes Kind/jeder Jugendliche soll bis zum nächsten Termin die in der Ampelkarte eingetragene Übung möglichst häufig üben und die 11- bis 14-jährigen Kinder und Jugendliche sollen die Selbstsicherheitstreppe in möglichst viele Situationen anwenden. Dabei können sie die Rückseite der Ampelkarte benutzen, um schwierige Situationen und Lösungsansätze zu beschreiben.

### 2.5.6 Sechste Kurseinheit (Ess-)Verhalten

| Thema |
|---|
| – Wiederholung der Lerninhalte<br>– Rückfallprophylaxe |
| **Material** |
| – Arbeitsblatt: (Ess-)Verhaltenskurs IV (Wohlfühltricks, S. 110)<br>– Arbeitsblatt: (Ess-)Verhaltenskurs V (Abnehmtricks, S. 111)<br>– Arbeitsblatt: (Ess-)Verhaltenskurs XIV (Urkunde, S. 120) |

## Ablauf der Stunde

– Zu Beginn der letzten Sitzung stellen die 11- bis 14-jährigen Kinder und Jugendlichen eine schwierige Situation und ihre Lösung mit Hilfe der Selbstsicherheitstreppe vor. Dabei wird mit der Gruppe unter Anleitung des Therapeuten diskutiert, welche Bereiche der Problemlösestrategien funktioniert haben, und warum manche Lösungsansätze keinen Erfolg hatten. Dazu werden alternative Lösungsmöglichkeiten von der Gruppe erarbeitet.

– Dann lässt der Therapeut den Kurs aus Sicht der Kinder und Jugendlichen wiederholen (Durchblättern der Mappe ist erlaubt und erwünscht!) und aus der persönlichen Erfahrung die drei wirkungsvollsten Techniken, Strategien oder Tricks auf ein Plakat schreiben.

– Der Therapeut bespricht mit den Kinder und Jugendlichen anhand von Beispielen nochmals alle *Abnehm- und Wohlfühl-Tricks* (Arbeitsblatt: (Ess-)Verhaltenskurs IV und V)

– Auch sollten noch alle offenen Fragen der Kinder und Jugendlichen geklärt werden. Gerade in der letzten Sitzung haben die Kinder und Jugendlichen häufig noch Bedarf über die neuen Erfahrungen zu reden, z.B. über ihre Erfolge, oder über Dinge, die noch nicht so gut geklappt haben (z.B. bei Freunden „Nein" zum „Big Mäc" zu sagen). Erfolge werden gewürdigt und die Gruppe wird gefragt, wer noch ähnliche positive Erfahrungen gemacht hat. Gemeinsam werden dann alltagstaugliche Lösungen für schwierige Situationen erarbeitet.

- Als Rückfallprophylaxe werden regelmäßiges Wiegen z.B. anhand der Frage „Woran erkennt man dass man zunimmt?" und die Führung eines Protokolls (z.B. Arbeitsblatt: (Ess-)Verhaltenskurs I Ampelkarte) bei Gewichtszunahme besprochen. Die Kinder und Jugendlichen werden darauf hingewiesen, dass sie sich bei Problemen an die Therapeuten wenden können, ansonsten in einem bestimmten Abstand Familiengespräche stattfinden. Der Therapeut verweist noch mal auf die Möglichkeit, dass bestimmte Themen auch mit den Eltern bei den Familiengesprächen angesprochen werden können.

- Die gesammelten Stempelpunkte im (Ess-) Verhaltenskurs werden zusammengezählt und das Überraschungsgeschenk überreicht. Schließlich werden die Geschenke und eine *Urkunde* (Arbeitsblatt: (Ess-)Verhaltenskurs XIV) verteilt.

## 2.6 Elternkurs

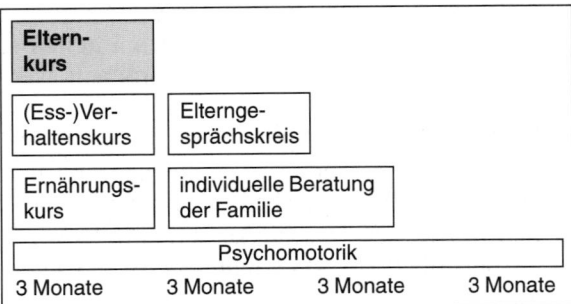

Der Elternkurs besteht aus einer Einführungsveranstaltung und sechs Elternabenden.

### 2.6.1 Elternkurs: Einführungs-veranstaltung

| Thema |
| --- |
| – Vorstellung Team |
| – Programmablauf und Räumlichkeiten |
| – Kennenlernen der Eltern untereinander |
| **Therapeut** |
| – Gesamtes Team |
| **Materialien** |
| – Terminplan Schulungsablauf |

### Ablauf der Stunde

– Zu Beginn stellt sich jedes Mitglied des Teams vor.
– Dann wird eine Vorstellrunde der jeweiligen Elternpaare durchgeführt. Dies soll ein Gemeinschaftsgefühl in der Elternrunde entwickeln sowie Ängste und Hemmungen abbauen. Der Reihe nach stellen sich die Eltern vor, erklären zu welchem Kind sie gehören und nennen Erwartungen und Wünsche an die Schulung. Bisher gemachte Erfahrungen der Kinder mit ihrem Übergewicht in Schule und Alltag werden aus der Sicht der Eltern erzählt und auch die Einstellung und das Verhalten ihrer Kinder gegenüber der Adipositas werden angesprochen.
– Nun wird der Ablauf der Schulung anhand eines Terminplans erläutert und die Räumlichkeiten werden vorgestellt.
– Zum Abschluss wird allen noch einmal die Möglichkeit zur Klärung noch offener Fragen zum Organisationsablauf gegeben.

### 2.6.2 Elternkurs: Ursachen, Folgen und Behandlungsmöglichkeiten der Adipositas

| Thema |
| --- |
| – Definition |
| – Ursachen |
| – Folgen und Behandlungsmöglichkeiten des Übergewichts |
| – Definition Therapieerfolg |
| **Therapeut** |
| – Arzt oder Psychologe |
| **Materialien** |
| – Allgemeines Arbeitsblatt I (Tipps zur Gewichtsreduktion, S. 54) |
| – Arbeitsblatt: (Ess-)Verhaltenskurs XV (Ursachen des Übergewichts, S. 121) |
| – Arbeitsblatt: (Ess-)Verhaltenskurs XVI (Berechnung Ausmaß Übergewicht, S. 122) |
| – Arbeitsblatt: (Ess-)Verhaltenskurs XVII (Folgen des Übergewichts, S. 123) |
| – Arbeitsblatt: (Ess-)Verhaltenskurs XVIII (Tipps zur Unterstützung, S. 124) |
| – Tafel |

### Ablauf der Stunde

– Zunächst werden die sechs Fragen vorgestellt, welche in der Einheit behandelt werden: 1. Was sind die Ursachen des Übergewichts?, 2. Was ist das Normalgewicht?, 3. Was ist ein Therapieerfolg?, 4. Was sind die Folgen des Übergewichts?, 5. Was kann man gegen sein Übergewicht tun? und 6. Wie können Sie Ihrem Kind helfen abzunehmen? Alle Fragen sollten zuerst von den Eltern auf Zetteln bearbeitet werden und dann die Ergebnisse an der Tafel gesammelt werden.
– *Was sind die Ursachen des Übergewichts?*
Ein mögliches Tafelbild für diese Frage kann dem Arbeitsblatt: (Ess-)Verhaltenskurs XV entnommen werden. Wichtig ist herauszustellen, dass das Bewegungs-, Ernährungs- und (Ess-)Verhalten veränderbar ist und auch bei einer Veranlagung zu Übergewicht eine Gewichtsabnahme erzielt werden kann.
– *Was ist das Normalgewicht?*
Bei der Vorstellung des Normalgewichts bietet sich an, dass die Eltern zunächst ihren BMI anhand des Arbeitsblattes: (Ess-)Verhaltenskurs XVI (Berechnung Ausmaß Übergewicht) berechnen und bewerten. Danach wird die Be-

wertung des BMI der Kinder und Jugendlichen anhand der alters- und geschlechtspezifischen Percentilen vorgestellt. Anhand der Formel des BMI wird verdeutlicht, dass bereits durch einen Gewichtsstillstand bei wachsenden Kindern das Übergewicht verringert werden kann. Ferner wird die Berechnung des relativen Übergewichts vorgestellt.

– *Was ist ein Therapieerfolg?*
Bei dieser Frage sollte deutlich werden, dass das Gewicht nicht im Vordergrund gesehen werden sollte, sondern Veränderungen des Ernährungs-, Ess- und Bewegungsverhaltens der gesamten Familie. Daneben sollte eine Stärkung des Selbstbewusstseins der Kinder erreicht werden.

– *Was sind die Folgen des Übergewichts?*
Ein Vorschlag für ein Tafelbild zu dieser Frage kann dem Arbeitsblatt: (Ess-)Verhaltenskurs XXVII entnommen werden. Wichtig ist herauszustellen, dass medizinische Gründe nicht als Motivation für Kinder und Jugendliche zur Gewichtsreduktion in Frage kommen.

– *Was kann man gegen sein Übergewicht tun? Wie können Sie Ihrem Kind helfen abzunehmen?*
Bei diesen Fragen wird eine Vielzahl von Vorschlägen von der Gruppe erarbeitet werden. Die Eltern sollten dabei untereinander diskutieren und der Therapeut eher moderieren als Ratschläge geben. Sollten die Diskussion nur schleppend in Gang kommen, bietet sich an, Vorschläge aus dem Allgemeinen Arbeitsblatt I (Tipps zur Gewichtsreduktion) vorzustellen. Die Eltern sollten zu dem Schluss kommen, dass nur eine gemeinsame Veränderung in der Familie Erfolg versprechend ist. Auch sollte die Problematik einer unterkalorischen Diät mit dem nachfolgenden Jojo-Effekt angesprochen werden.

– Zum Abschluss werden den Eltern die *Tipps zur Unterstützung Ihrer Kinder* (Arbeitsblatt: (Ess-)Verhaltenskurs XVIII) vorgestellt.

## 2.6.3 Elternkurs: Ernährung I

| Thema |
|---|
| – Ampelsystem |
| – Optimierte Mischkost |
| **Therapeut** |
| – Diätassistentin oder Oecotrophologin |

| Materialien |
|---|
| – Allgemeines Arbeitsblatt IV (Elternratgeber, S. 57) |
| – Arbeitsblatt: Ernährungskurs IV und V (Ampelsystem, S. 72-73) |
| – Arbeitsblatt: Ernährungskurs VII (Wochenkreis, S. 75) |
| – Arbeitsblatt: Ernährungskurs XIX (Tagesmahlzeiten der Optimierten Mischkost, S. 87) |
| – Arbeitsblatt: Ernährungskurs XXXI (Grundregeln der Optimierten Mischkost, S. 99) |
| – Handbuch „Kalorien mundgerecht" (Umschau Buchverlag, 2003) |
| – Tafel |
| – Zettel mit 3 Spalten für Eltern |

## Ablauf der Stunde

– Zunächst wird den Eltern die Optimierte Mischkost mit ihren 3 *Grundregeln* (Arbeitsblatt: Ernährungskurs XXXI) als Ernährung für die gesamte Familie vorgestellt. Aus diesen Grundregeln leitet sich die Einteilung der Lebensmittel in die drei *Ampelfarben* (Arbeitsblatt: Ernährungskurs IV und V) ab. Die Bedeutung der jeweiligen Farben wird erläutert: „Rot" bedeutet, dass diese Lebensmittelgruppe nur selten und in geringen Mengen verzehrt werden soll (aufgrund des Fett-, Zucker- und Kaloriengehalts). „Gelb" bedeutet, dass diese Lebensmittel gegenüber den „Roten" bevorzugt werden sollten, dass jedoch die Menge ausschlaggebend ist. „Grün" bedeutet, dass von Lebensmitteln dieser Kategorie gerne und häufig gegessen werden kann. Die Eltern erhalten einen Zettel mit drei Spalten. Dann nennt der Therapeut Lebensmittel, die nach einer Diskussion in die jeweiligen Spalte des Ampelsystems eingetragen werden. Dieses Verfahren wird solange fortgeführt, bis alle auch mit den Kindern besprochenen Lebensmittel abgehandelt sind. Häufig treten Verständnisfragen und Probleme mit der Einteilung auf, die ausführlich erläutert werden sollten.

– Viele Eltern finden sich in Konfliktsituationen wieder, wenn z.B. Geschwisterkinder keine Gewichtsprobleme haben und auf dem Verzehr von Süßigkeiten bestehen. Die Eltern sollten versuchen alle ihre Kinder gleich zu behandeln. Fett- und kalorienhaltige Süßigkeiten sollten gegen fett- und kalorienärmere Alternativen ausgetauscht werden (z.B. Schokolade gegen Gummibärchen).

– Nun erfolgt die Vorstellung des Aufbaus der *Tagesmahlzeiten in der Optimierten Mischkost* (Arbeitsblatt: Ernährungskurs XIX). Fünf Mahlzeiten sollen am Tag verzehrt werden: eine warme Hauptmahlzeit (meist das Mittagessen), zwei kalte Hauptmahlzeiten (meist das Frühstück und Abendessen) und zwei Zwischenmahlzeiten (das Pausenfrühstück und die Nachmittagsmahlzeit). Zu jeder Mahlzeit soll ein energiefreies bzw. energiearmes Getränk (Wasser, Tee oder Obstsaftschorle) getrunken werden. Die Grundlage der warmen Hauptmahlzeit sind Kartoffeln, Reis oder Nudeln und dazu reichlich Gemüse oder ein Salat aus Rohkost. Die Fleischportion soll klein und fettarm sein. Fleisch soll 2- bis 3-mal pro Woche verzehrt werden; einmal pro Woche Seefisch ansonsten fleischfrei. Die zwei kalten Hauptmahlzeiten bestehen vor allem aus Brot oder Getreideflocken (zur Hälfte aus Vollkorn), Milch oder Milchprodukten (1,5% Fett; bei Käse 30% Fett i. Tr. bzw. 17g absolut), Obst oder Gemüserohkost. Die zwei Zwischenmahlzeiten bestehen aus Brot oder Getreideflocken, Obst oder Gemüserohkost, fettarmem Joghurt (1,5%) sowie selten Süßigkeiten, Kekse oder Kuchen. Durch einen regelmäßigen Mahlzeitenverzehr werden Heißhungerattacken vermieden, die häufig zu unreflektiertem Genuss hochkalorischer Lebensmittel führen.

– An der Tafel können nun Lebensmittel- und Getränkevorschläge für zwei Tage gesammelt werden, die anschließend sowohl in Bezug auf ihre Umsetzbarkeit in den Alltag als auch anhand des Ampelsystems diskutiert werden.

– Hieran schließt sich eine Diskussion über das Einkaufen an. Ein Einkaufszettel hilft alle für die gewünschte Ernährung erforderlichen Lebensmittel zu besorgen und auf hochkalorische Lebensmittel, die im Supermarkt meist verkaufsträchtig angeboten werden, auch bei Appetit zu verzichten. Vorräte an Süßigkeiten verführen die Kinder und Jugendlichen.

– Zum Ende des ersten Elternabends wird den Eltern die Hausaufgabe der Kinder und Jugendlichen (Arbeitsblatt: Ernährungskurs VII *„Wochenkreis“*) und die Anwendung des Handbuches „Kalorien Mundgerecht“ erläutert. Abschließend werden Vorschläge für den dritten Elternabend gesammelt. Vor Beendigung des ersten Elternabends werden noch verschiedene Bücher und Broschüren zum Thema Adipositas und gesunder Ernährung vorgestellt (Allgemeines Arbeitsblatt IV Elternratgeber).

## Hausaufgabe

Die Eltern sollen von nun an mit einem Einkaufszettel einkaufen und auf dem nächsten Elternabend Ernährung diesen mitbringen und über ihre Erfahrungen berichten.

## 2.6.4 Elternkurs: (Ess-)Verhalten

| Thema |
| --- |
| – Unterscheidung Appetit und Hunger |
| – Angemessenes (Ess-)Verhalten |
| – Eltern als Vorbild |
| – Verstärkerpläne |
| – Emotionsinduziertes Essverhalten |
| **Therapeut** |
| – Psychologe |
| **Materialien** |
| – Arbeitsblatt: (Ess-)Verhaltenskurs I (Ampelkarte, S. 107) |
| – Arbeitsblatt: (Ess-)Verhaltenskurs XIX (Wohlfühl-Tricks, S. 125) |
| – Arbeitsblatt: (Ess-)Verhaltenskurs XX (Wie belohne ich richtig?, S. 126) |
| – Arbeitsblatt: (Ess-)Verhaltenskurs XXI (Elternbeobachtungsbogen, S. 127) |
| – Tafel |

## Ablauf der Stunde

– Die Einheit beginnt mit der Frage, was Essverhalten bedeutet. Aus den Wortmeldungen ergibt sich normalerweise ein Konglomerat aus Beispielen der unterschiedlichen Bereichen „Wann esse ich?“, „Wie esse ich?“ und „Was ist die Folge?“. Der Therapeut schreibt daraufhin diese Bereiche auf eine Tafel und erklärt, dass Essverhalten ein sehr komplexes Verhalten darstellt, was durch viele Faktoren beeinflusst wird. Die Eltern überlegen sich nun Vorschläge zu den drei Fragen, die an der Tafel gesammelt werden. Anschließend wird gemeinsam diskutiert, welche Punkte ein angemessenes Essverhalten darstellen. Dies kann u.U. längere Diskussionen auslösen (z.B. glauben viele Eltern, dass wenn sie Lust auf Essen haben, z.B. bei Trauer oder bei einer bestimmten Uhrzeit, ihr Körper auch Essen benötigt). Dabei sollte für alle Eltern nachvollziehbar eine Trennung zwischen Essen aus Appetit oder Lust und Essen aus Hunger etabliert werden.

*– Wann esse ich?*
In diesem Bereich sollte der Therapeut anhand farbiger Markierungen auf der Tafel deutlich machen, dass die meisten Punkte Essen aus Lust oder Appetit darstellen.

*– Wie esse ich?*
Bei der Besprechung dieses Bereichs werden die Punkte farbig markiert, welche den *Wohlfühl-Tricks* (Arbeitsblatt: (Ess-)Verhaltenskurs XIX) entsprechen. Diese werden anschließend den Eltern ausgehändigt. Erfahrungsgemäß werden viele Eltern verbalisieren, wie schwierig ein angemessenes Essverhalten aufrechtzuerhalten ist und Beispiele für Ausnahmen nennen. Ziel aller möglichen Diskussionen sollte die Erkenntnis sein, dass ein angemesseneres Essverhalten nur über eine langfristige Umstellung der Gewohnheiten auch der Eltern erreicht werden kann.

*– Was ist die Folge?*
In diesem Bereich wird gemeinsam überlegt, welche Kombination von Punkten der beiden vorangegangen Bereiche entweder eine positive oder negative Folge darstellen, wobei dies noch einmal in kurz- und langfristige Folgen unterteilt wird (z. B. führt schnelles Essen ohne Pause aus Frust kurzfristig zu einer Verringerung von Frust und zu einem Lustgewinn, da es lecker schmeckt und man abgelenkt ist. Langfristig tritt jedoch ein unangenehmes Völlegefühl, eine Gewichtszunahme und evtl. ein Vermeidungsverhalten in der Auseinandersetzung mit der Situation auf).

*– In welchen Situationen essen die Kinder?*
Nun wird an der Tafel gesammelt, in welchen Situationen die eigenen Kinder Appetit oder Lust auf Essen entwickeln. Danach werden wieder auf der Tafel verschiedene Vorschläge gesammelt, welche Strategien bisher mindestens einmal erfolgreich als Alternativen zum emotionsinduzierten Essen eingesetzt wurden. Ziel ist es, anhand dieses Brainstormings neue Impulse und Ideen zum Ausprobieren zu sammeln. Der Therapeut sollte unterstreichen, dass Eltern von ihren Kindern kein kontrolliertes Essverhalten erwarten können, wenn sie selbst Schwierigkeiten haben, sich zu zügeln. Gegebenenfalls muss der Therapeut die Prinzipien des Modelllernens erläutern.

– Häufig werden von den Eltern viele Vorschläge zum Thema Belohnung (z. B. „wenn du jetzt eine Woche keine Süßigkeiten isst, bekommst du xy.") und Bestrafung (z. B. „wenn du noch mal heimlich naschst, kriegst du für den nächsten Tag Fernsehverbot!") einge-

bracht. Hierzu hat sich ein kleiner Exkurs zum Thema „Womit und wie verstärke ich richtig?" als sehr sinnvoll erwiesen, da zwar alle Eltern mit dem Prinzip der Verstärkung Erfahrung haben, dieses jedoch häufig nicht konsequent anwenden. Viele Eltern lehnen Verstärkerpläne aus verschiedenen Gründen ab. Einige glauben, dass ihre Kinder dadurch materialistischer werden, andere denken, dass ihre Kinder dann nur solange ein angemessenes Essverhalten zeigen, wie sie dafür auch belohnt werden, wiederum andere glauben nicht, dass ihre Kinder ohne Androhung von Konsequenzen ein angemesseneres Essverhalten erlernen können. Ferner sollten die Vorteile von Verstärkerplänen (klare Definition gewünschter Verhaltensweisen für Eltern und Kinder, direkt sichtbare Verstärkung gewünschter Verhaltensweisen, Entlastung der Interaktion durch weniger Unklarheiten und Streit, Benennung von Verantwortlichkeiten, Stärkung der Impulskontrolle durch Belohnungsaufschub, klare Rückmeldung über Erfolg) gegenüber den vermeintlichen Nachteilen dargestellt werden (vereinbarte Belohnungen müssen eingehalten werden, Verstärkerpläne müssen mindestens sechs Wochen ausprobiert werden, vereinbarte Belohnungen dürfen außerhalb des Verstärkerplans nicht verfügbar sein, um den Anreiz möglichst hoch zu setzen, Stärkung der Verhandlungsposition des Kindes als Vertragspartner, keine Bestrafungen in Bezug auf die vereinbarten Verhaltensweisen mehr erlaubt, Eltern müssen Geduld und konsequentes Erziehungsverhalten lernen). Verstärkerpläne sollten mit der Zeit ausgeschlichen werden. Die für die jeweiligen Belohnungen benötigten Punkte sollten schrittweise angehoben werden bis irgendwann kein Plan mehr nötig ist. Mit den Eltern sollten konkrete Verstärkerpläne erarbeitet werden. Ein Verstärkerplan kann z. B. mit der Selbstbeobachtungskarte (Ampelkarte siehe Arbeitsblatt: (Ess-)Verhaltenskurs I) aufgebaut werden. Nach Vorstellung der Benutzung der Ampelkarte soll mit den Eltern eine Belohnung für das Erreichen der Ziele vereinbart werden. Dabei soll nicht der Gewichtsverlauf belohnt werden, sondern die Einhaltung der Striche in den jeweiligen Bereichen.

– Nach der Aushändigung des Arbeitsblatts: (Ess-)Verhaltenskurs XX („*Wie belohne ich richtig?*"), werden die einzelnen Arten der Verstärkung (materiell oder sozial, direkt oder mit Belohnungsaufschub) mit der Gruppe thematisiert. Der Therapeut betont bei dieser Gelegenheit, dass jedes Kind anders ist und aus diesem Grund für jedes Kind andere Arten der Verstärkung in Frage kommen. Danach geht er auf die einzelnen Vorschläge zur materiellen und zur sozialen Verstärkung ein und bespricht mit der Gruppe die damit gemachten Erfahrungen. Ziel ist es, ein möglichst breites Spektrum an Vorschlägen zu sammeln, um damit eine Bandbreite an Anregungen geben zu können. Bei der Besprechung der Verstärkerpläne wird darauf hingewiesen, dass diese mindestens über einen Zeitraum von sechs Wochen durchgeführt werden sollten, um beurteilen zu können, ob sie eine Wirkung haben.

– Manche Eltern adipöser Kinder und Jugendlicher haben resigniert, da eigene Probleme und weitere Schwierigkeiten im Umgang mit ihrem Kind einen Großteil der Aufmerksamkeit beanspruchen. Sie hoffen, dass die Kinder und Jugendlichen mit Hilfe des Kursus alleine lernen, ein angemessenes Essverhalten aufzubauen und stehen eher ablehnend einer weiteren elterlichen Verantwortung gegenüber. Einige Eltern halten Belohnungen gerade in Bezug auf das Essverhalten für ein unangemessenes Mittel der Erziehung. Bei einem Elternabend sind meist alle aufgeführten Meinungen und Wünsche vertreten. Aufgabe des Therapeuten ist es, bei den aufkommenden Diskussionen die häufig vorherrschende „Entweder oder"-Haltung durch eine „Sowohl als auch"-Haltung zu erweitern, um somit das bisherige Vorgehen zu wertschätzen und neue Impulse zu ermöglichen. Eine deutliche Position muss der Therapeut beziehen, falls Eltern äußern, dass nur ein sehr rigides Erziehungsverhalten mit vielen Bestrafungen (z.B. Fernsehverbot, Ausgehverbot) auf Dauer die gewünschten Effekte bringt. Ein solche elterliche Haltung fördert neben einer Atmosphäre von Misstrauen die Fokussierung auf Defizite der Kinder. Elemente der Bestrafung sollten *immer* mit einem Anreiz verbunden werden.

## Hausaufgabe

Abschließend wird nach Diskussion noch offener Fragen das Arbeitsblatt: (Ess-)Verhaltenskurs XXI (*Elternbeobachtungsbogen*) für zu Hause mitgegeben. Auf diesem sollen die Eltern notieren, inwiefern das Kind bei problematischen Situationen (z.B. Essen aus Langeweile, ist sehr traurig und möchte eine Tafel Schokolade essen) schon eigene Strategien zur Impulskontrolle einsetzen und welche neuen und alten Strategien die

Eltern einsetzen. Zusätzlich soll der jeweilige Erfolg eingeschätzt werden. Durch den Elternbeobachtungsbogen soll der Fokus der Aufmerksamkeit auf die kleinen Fortschritte gelegt und der Erfolg bestimmter Verhaltensweisen besser eingeschätzt und reflektiert werden. Der Therapeut bietet an, dass die Elternbeobachtungsbögen auch in den Familiengesprächen thematisiert werden können.

## 2.6.5 Elternkurs: Ernährung II

| Thema |
|---|
| – Kennenlernen altersentsprechender Lebensmittelmengen |
| – Kalorien- und Fettgehalt von Lebensmitteln |
| – Besprechung der Ernährungsprotokolle |
| – Fett- und Zuckereinsparung |
| **Therapeut** |
| – Diätassistentin oder Oecotrophologin |
| **Materialien** |
| – Ernährungsprotokolle |
| – Arbeitsblatt: Ernährungskurs I (Altersentsprechende Lebensmittelmengen, S. 69) |
| – Arbeitsblatt: Ernährungskurs XVIII (Die Schokoladenübung, S. 86) |
| – Arbeitsblatt: Ernährungskurs XXVII (Geschmacksprobentest Fettgehalt, S. 95) |
| – Arbeitsblatt: Ernährungskurs XXIX (Apfelschorlentest, S. 97) |
| – Arbeitsblatt: Ernährungskurs XXXII bis XXXVI (Fett- und Zuckerspartricks, S. 100 bis S. 105) |

## Ablauf der Stunde

– Die Eltern berichten zunächst über bisherige Veränderungen im Haushalt, im Kochverhalten, im Lebensmittelverzehr und beim Einkaufen mit einem Zettel. Auch fehlende Veränderungen sollen deutlich gemacht und Problemlösungsstrategien erarbeitet werden.

– Anschließend werden die altersgemäßen Lebensmittelmengen der Optimierten Mischkost vorgestellt (Arbeitsblatt: Ernährungskurs I). Für verschiedene Altersgruppen werden die pro Tag benötigten Lebensmittel von jeweils einer Elterngruppe abgewogen und auf einem Tisch zusammengestellt. Die Elterngruppen stellen den anderen ihre Ergebnisse vor. Bei Fett und Süßigkeiten sind viele Eltern über die geringen geduldeten Verzehrsmengen in der

Optimierten Mischkost überrascht. Sie stellen häufig fest, dass ihre Kinder ein Vielfaches der empfohlenen Menge pro Tag verzehren. Erstaunt sind viele Eltern über die vergleichsweise großen empfohlenen Mengen von Brot- und Getreideprodukten. Gemeinsam wird diskutiert, wie man die Empfehlungen in den Alltag umsetzen kann.

- Nun werden die anhand des Ampelsystems ausgewerteten Ernährungsprotokolle der Kinder an die Eltern verteilt und gemeinsam besprochen. Häufig fällt den Eltern dabei auf, dass ihre Kinder wenig Obst und Gemüse verzehrt haben. Der Fleisch- und Wurstverzehr wie auch der Anteil fettreicher Süßigkeiten ist häufig zu hoch. Es wird gemeinsam erarbeitet, dass Kinder anders essen, wenn protokolliert wird. Zudem teilen Kinder auch nicht immer alles mit, was sie verzehrt haben.
- Anhand der Protokolle werden *Fett- und Zuckerspartipps* (Arbeitsblatt: Ernährungskurs XXXII bis XXXVI) vorgestellt.
- Zum Abschluss wird eine Sinnesschulung durchgeführt, die auch schon bei den Kindergruppen eingesetzt und dort beschrieben wurde (siehe 3. Kurseinheit des Ernährungskurses für Kinder und Jugendliche). Zur Wahl stehen die *Schokoladenübung* (Arbeitsblatt: Ernährungskurs XXVIII), der *Geschmacksprobentest Fettgehalt* (Arbeitsblatt: Ernährungskurs XXVII) oder der „*Apfelschorlentest*" (Arbeitsblatt: Ernährungskurs XXIX).

## Hausaufgabe

Die Eltern sollen zum dritten Ernährungskurs für Eltern Verpackungen von Lebensmitteln mitbringen.

### 2.6.6 Elternkurs: Bewegung

| Thema |
|---|
| - Selbsterfahrung von Bewegung für die Eltern<br>- Vorstellung Psychomotorik<br>- Bewegungsangebote für den Alltag |
| **Therapeut** |
| - Motopädinnen/Motopäde |
| **Materialien** |
| - Turnhalle<br>- Arbeitsblatt: Bewegungsangebote I (Bewegungslandschaften, S. 58) |
| - Arbeitsblatt: Bewegungsangebote VIII und IX (Alltagstaugliche Bewegungsangebote, S. 65 und S. 66) |

## Ablauf der Stunde

- Zunächst werden eigene Erfahrungen und Erinnerungen der Eltern aus dem Bewegungsbereich ausgetauscht und mögliche Ängste, Befürchtungen und Vermeidungstendenzen angesprochen. Diese sind nicht selten als innere Einstellung auf die eigenen Kinder übertragen worden.
- Dann wird den Eltern ein intensiver Einblick in motopädische Arbeit mit den Kindern und Jugendlichen gewährt um Verständnis für psychomotorische Denk- und Vorgehensweise zu vermitteln.
- Anschließend können die Erwachsenen die Theorie in die Praxis umsetzen. Sie erhalten die Gelegenheit sich im Umgang mit Materialien und Geräten (z.B. *Bewegungslandschaften* Arbeitsblatt: Bewegungsangebote I) neu zu erleben und zu erfahren.
- Die Vorstellung von Spielen, die ohne viel Aufwand im Alltag durchgeführt werden können (Arbeitsblatt: Bewegungsangebote VIII und IX), dienen der gemeinsamen aktiven Gestaltung von Freizeit und Festivitäten wie Kindergeburtstagen.
- In der Rückmeldung wird sehr oft von neu gewonnener Freude an der Bewegung durch die leistungsfreie Atmosphäre gesprochen.
- Alternativ kann man den Familien anbieten eine gemeinsame Stunde mit Eltern sowie den Kindern und Jugendlichen zu veranstalten, in deren Verlauf ebenfalls Spaß und Leichtigkeit überwiegen und ein einsatzfreudiges Miteinander zu beobachten ist. Neue Ideen und Sichtweisen, gegenseitiges Verständnis und ein aufeinander Zugehen sind wichtige Ergebnisse dieser Arbeit.

### 2.6.7 Elternkurs: Ernährung III

| Thema |
|---|
| - Kennenlernen Zutatenliste<br>- Fett und Zuckergehalt Lebensmittel |
| **Therapeut** |
| - Diätassistentin/Oecotrophologin |

| **Materialien** |
| :--- |
| – Arbeitsblatt: Ernährungskurs XVII (Zuckerratespiel, S. 85) <br> – Arbeitsblatt: Ernährungskurs XXXVII (Fettratequiz, S. 105) <br> – Arbeitsblatt: Ernährungskurs XXXVIII (Ampel-Austauschtabelle, S. 106) <br> – Lebensmittelverpackungen |

## Ablauf der Stunde

– Zunächst wird mit den Eltern anhand der mitgebrachten Lebensmittelverpackungen die Zutatenliste besprochen mit dem Ziel fett- und zuckerreiche Produkte erkennen zu können.

– Nachfolgend wird mit den Eltern das *Fettratequiz* (Arbeitsblatt: Ernährungskurs XXXVII) durchgeführt. Hierzu werden die Eltern in zwei Gruppen aufgeteilt. Der Therapeut nennt ein Lebensmittel mit Mengenangabe. Die Eltern sollen sich in Gruppen überlegen, wie viel Fett in dem genannten Produkt enthalten sein könnte. Die jeweiligen Gruppen geben einen Tipp ab und dieser wird an der Tafel notiert. Zum Schluss werden die genannten Ergebnisse mit den richtigen Ergebnissen verglichen.

– Im *Zuckerratequiz* (Arbeitsblatt: Ernährungskurs XVII) werden den Eltern wiederum Lebensmittel mit Mengenangaben vorgestellt, deren Zuckergehalt sie angeben sollen. Die richtige Lösung wird anhand von Zuckerwürfeln optisch dargestellt.

– Danach sollen die Eltern *Kaloriengehalt und Ampelfarbe* verschiedener Lebensmittel (siehe Arbeitsblatt: Ernährungskurs XXXVIII) erraten.

– Ziel dieser Spiele ist es, Austauschmöglichkeiten von Lebensmitteln zu erkennen sowie den Fettgehalt von Lebensmitteln und versteckte Zucker in Lebensmittel einschätzen zu können.

– Zum Ende der Einheit haben die Eltern noch einmal die Möglichkeit Fragen zu stellen, die bisher noch nicht beantwortet wurden, damit sie auf alle für sie relevanten und schwierigen Themen eine Antwort zu erhalten.

## 2.7 Individuelle Beratung der Familie

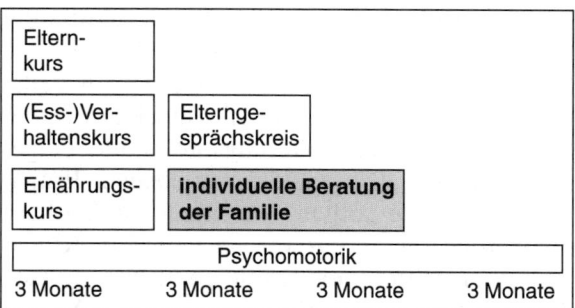

| Thema |
|---|
| – Umsetzung des Erlernten in den Alltag |
| – Motivationssteigerung, systemische Familientherapie |
| – Anleitung zur Selbstkontrolle |
| – Rückfallprophylaxe |
| **Therapeut** |
| – Arzt oder Psychologe |
| **Materialien** |
| – Allgemeines Arbeitsblatt I (Tipps zur Gewichtsreduktion, S. 54) |
| – Arbeitsblatt: Ernährungskurs XXXVIII (Ampelaustauschtabelle, S. 106) |
| – Arbeitsblatt: (Ess-)Verhaltenskurs I (Ampelkarte, S. 107) |
| – Arbeitsblatt: (Ess-)Verhaltenskurs IV (Wohlfühl-Tricks, S. 110) |
| – Arbeitsblatt: (Ess-)Verhaltenskurs V (Meine Abnehmtricks, S. 111) |
| – Arbeitsblätter: Rezepte (S. 136 bis S. 155) |

### Ablauf der Familiengespräche

Der Ablauf und die Häufigkeit der Familiengespräche erfolgt individuell und wird von den Bedürfnissen der adipösen Kinder und ihrer Familie sowie dem Behandlungserfolg bestimmt. Die Gespräche sollten mit den Kindern und allen relevanten Betreuungspersonen geführt werden, wobei bei Jugendlichen auf Wunsch die Gespräche auch ohne Eltern angeboten werden können. Zumindest zu Beginn sollte der Abstand der Gespräche nicht mehr als vier Wochen betragen. Die im Folgenden beschriebenen Themen stellen Bausteine dar, die nicht alle schematisch verwendet sondern immer den individuellen Gegebenheiten angepasst werden sollten. Häufig ergeben sich die Themen auch aus dem Gespräch heraus.

Zu Beginn berichten die Kinder und Jugendlichen sowie die Eltern, wo aus ihrer Sicht bisher Erfolge in der Umsetzung der Techniken und Verhaltensweisen bzw. von im letzten Beratungsgespräch besprochenen Übungen in der häuslichen Situation erzielt wurden und wo es nach ihrer Sicht noch Schwierigkeiten in der Umsetzung gibt. Der Therapeut hebt die Erfolge hervor und verstärkt diese.

Fragen an die Eltern wie „Was hat ihr Kind in letzter Zeit besonders gut gemacht?" dienen auch der *Motivationssteigerung* der Kinder und Jugendlichen. Systemische, die Ressourcen fokussierende, Fragen wie „Was meinst Du wie zufrieden Deine Eltern mit Dir in letzter Zeit sind?" oder „Was glaubst Du hat Deinen Eltern in letzter Zeit an Deinem Verhalten gut gefallen?" binden die Eltern ein und eröffnen die Interaktion zwischen Kind und Eltern.

*Ernährungsinformationen* können mit der *Ampelaustauschtabelle* (Arbeitsblatt: Ernährungskurs XXXVIII) wiederholt werden. Dabei können anhand eines Quiz der Energiegehalt von Lebensmitteln und Austauschmöglichkeiten aufgezeigt werden. Die Kinder nennen dabei zu den jeweiligen Lebensmitteln die Ampelfarbe während die Eltern den Kaloriengehalt schätzen sollen. Zur Veranschaulichung des unterschiedlichen Energiegehalt bietet sich an konkrete Portionsgrößen gegenüberzustellen (z. B. entspricht der Energiegehalt einer Scheibe Salami demjenigen von drei Scheiben Kochschinken usw.). Neben konkreten Fragen kann man durch Fragen an die Kinder wie „Was isst Du in letzter Zeit häufig zum Frühstück?" etwas über die Ernährungsgewohnheiten zu erfahren.

Sollten große Unsicherheiten bezüglich einer geeigneten Zusammensetzung der Mahlzeiten bestehen können Rezeptvorschläge (siehe Arbeitsblätter: Rezepte) den Eltern ausgehändigt werden. Dabei werden exemplarisch Lebensmittel aus dem „roten" Bereich (gekennzeichnet durch ●) durch Lebensmittel aus dem „gelben" (gekennzeichnet durch ◕) oder „grünen" Bereich (gekennzeichnet durch ○) ersetzt.

Auf der Ebene der *Verhaltensänderung* können die *Wohlfühl- und Abnehmtricks* (Arbeitsblatt: (Ess-)Verhaltenskurs IV und V) wiederholt werden und die Verhaltensweisen des Allgemeinen Arbeitsblattes I (*Tipps zur Gewichtsreduktion*) besprochen werden. Dabei wird in der Interaktion meist schnell deutlich, welche *Wohlfühl- und Ab-nehmtricks* klappen und welche nicht.

Sollte die Familie Verhaltensänderungen wünschen bietet sich die Entwicklung von konkreten *Verstärkerplänen* an. Alle vereinbarten Verhaltensänderungen sollten immer nur in kleinen Schritten angestrebt werden und durch die Familie und das Kind erarbeitet werden. Vorsicht vor gut gemeinten Ratschlägen! In den Gesprächen sollte auf restriktive und bestrafende Verhaltensweisen geachtet werden und belohnende Verhaltensweisen verstärkt werden.

Um konkrete, individuelle *Problemlösestrategien* mit den Kindern und ihren Familien für schwierige Situationen zu entwickeln eignen sich Fragen nach dem folgenden Muster:

---

**Fragen für Kinder:**

- Was machst Du, wenn Süßigkeiten herumliegen?
- Was sagst Du Deinen Freunden/Großeltern, wenn sie Dir Essen anbieten?
- Hast Du mit Deinen Freunden über Dein Gewichtsproblem gesprochen?
- Was sagst Du Oma, wenn Du ihr Essen verweigerst und die Oma sagt: Magst Du mich etwa nicht mehr?

---

**Fragen für Eltern:**

- Was sagen Sie den Großeltern auf die Frage: Wieso isst das Kind keine Torte. Schmeckt es ihm etwa nicht mehr gut bei mir?
- Was sagen Sie auf die Frage: Das Kind wird doch wohl Schokolade essen dürfen, das hat noch keinem Kind geschadet.
- Was sagen Sie auf die Aussage: Du immer mit Deiner gesunden Ernährung, das verdirbt dem Kind doch die ganze Lebensfreude!
- Was machen Sie mit geschenkten Lebensmitteln?
- Wer eignet sich in der Familie bezüglich des Essverhaltens als Vorbild?
- Werden Sie von den anderen Bezugspersonen ihres Kindes unterstützt?
- Wie reagiert Ihr Kind, wenn Sie sein (Ess-)Verhalten zu beeinflussen versuchen?
- Bekommen schlanke Geschwister/Partner mehr Süßigkeiten als das übergewichtige Kind?

---

Als *Rückfallprophlaxe* kann die Situation einer erneuten Gewichtszunahme besprochen werden.

Dabei sollte verdeutlicht werden, dass nur mit einer regelmäßigen Gewichtskontrolle eine Gewichtszunahme frühzeitig erkannt wird. Bei Schwierigkeiten wie einer Gewichtszunahme können Selbstbeobachtungsbögen (z.B. Arbeitsblatt: (Ess-)Verhaltenskurs I Ampelkarte) oder handgeschriebene Ernährungsprotokolle eingesetzt werden. Die handgeschriebenen Ernährungsprotokolle sollten von Kinder und Eltern gemeinsam angefertigt werden, wobei die Kinder die Lebensmittel und Getränke mit Farben nach dem Ampelsystem markieren sollten. Der Vorteil der Ampelkarte liegt in der einfacheren Handhabung. Bei handgeschriebenen Ernährungsprotokollen besteht immer die große Gefahr des underreporting. Allerdings lassen sich mit diesen Diätfehler leichter erkennen.

Neben konkreten Ernährungs- und Verhaltenstipps können in den Einzelgesprächen auch Techniken der *systemischen Familientherapie* eingesetzt werden. Berichtete Schwierigkeiten (wie z.B. „Abends, wenn mein Mann nach Hause kommt und ich ihm eine ordentliche Portion koche, bekommt mein Sohn auch Hunger und isst dann noch mal und dann auch zuviel!") oder negative Zuschreibungen (z.B. „Wir können uns die Gewichtszunahme nicht erklären, wahrscheinlich isst er heimlich!") sollten in die Sprache der Familie übersetzt werden, so dass monokausale Schuldzuschreibungen nicht mehr möglich sind. Eine Neubewertung berichteter Probleme kann z.B. folgende Aussage sein: „Ihr Kind ist also in der Lage, während Ihrer Anwesenheit ein aus Ihrer Sicht angemessenes Essverhalten zu zeigen. Glückwunsch, das schaffen die wenigsten Eltern. Was bedeutet denn für Sie ein angemessenes Essverhalten? Was tun Sie, damit Ihr Kind in ihrer Gegenwart ein angemessenes Essverhalten zeigt? Was glauben Sie, fehlt Ihrem Sohn, damit er auch in Ihrer Abwesenheit ein angemessenes Maß an Impulskontrolle aufbringen kann?" Ziel solcher Fragen ist es, die bisherigen, meist monokausalen Bewertungen und Schuldzuschreibungen zu verunsichern, um Platz für ein systemisches Modell zu schaffen, welches auch familiäre Faktoren mit einbezieht. Da dies v.a. für die Mütter implizit mit einer Frage nach Schuld einhergeht, was ebenfalls ein monokausales Denkmodell darstellt, ist es wichtig, die außerordentliche Komplexität von Essverhalten und Impulskontrolle darzustellen und mit Beispielen aus dem Alltag zu füllen. Die Familien sollten ein multifaktorielles Modell zur Genese einer Essverhaltensstörung entwickeln, bei welchem sowohl die Verwandten, das Essverhalten der Eltern und Geschwister, die Peer-Group, die Schule, sowie intraindividuelle Stärken und Schwächen der Eltern und des Kindes eine Rolle spielen.

Häufig ist eine nochmalige *Klärung des eigentlichen Therapieziels bzw. des eigentlichen Auftraggebers* von Vorteil. Dies gilt v.a. für die Familien, welche einerseits keinerlei Veränderung innerhalb der Familie wünschen, dennoch aber gerne endlich das lästige Symptom „gestörtes Essverhalten" beseitigen möchten oder für Familien, welche wenig Bereitschaft zu einer Mitarbeit zu erkennen geben. Folgende Variante der „Wunderfrage" hat sich hierbei als nützlich erwiesen: „Was müsste mindestens passieren, damit Sie sagen, wir benötigen keinen weiteren Termin mehr?" bzw. „Was könnte Sie noch zufriedener machen?" und im Anschluss: „Wer, außer ihrem Kind, hat den meisten Einfluss darauf, dass diese Situation eintreten könnte?"

Einige Eltern bestehen auf einer alleinigen Verantwortung des Kindes für eine grundlegende Veränderung im Essverhalten. Mit der Frage: „Also, wenn ich Sie da richtig verstehe, sagen Sie, dass keiner von Ihnen einen Einfluss auf das Essverhalten Ihres Kindes nehmen kann? (Pause!)" Daraufhin wird man sich meistens einigen können, dass es auch für die Eltern sehr anstrengend ist, Änderungen z.B. an ihrem eigenen Essverhalten vorzunehmen und dass einige oder alle Familienmitglieder dazu nicht bereit sind. Auf dieser Basis ist dann eine Klärung bezüglich realistischer Minimalziele möglich.

Zum Abschluss der Sitzung lässt der Therapeut die Kinder und Jugendlichen sowie die Eltern das jeweils für sie wichtige zusammenfassen, um einen Eindruck darüber zu erhalten, was die jeweils relevanten neuen Informationen waren. Danach wird gemeinsam überlegt, was wohl eine geeignete Übung für zu Hause darstellen könnte. Die Aufgaben bis zur nächsten Sitzung können z.B. in die *Ampelkarte* (Arbeitsblatt: (Ess-)Verhaltenskurs I) eingetragen und von den Kinder und Jugendlichen protokolliert werden.

## 2.8 Elterngesprächskreis

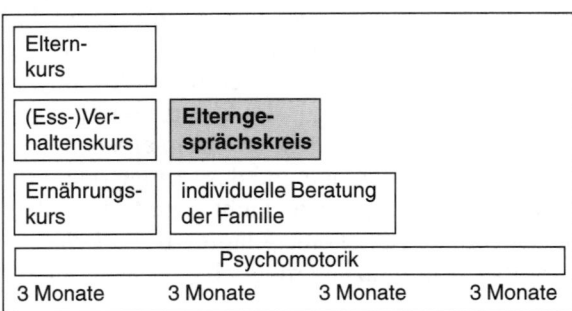

| Thema |
|---|
| – Austausch der Eltern untereinander |
| – Krankheitsbewältigung |
| – Entwicklung von Elternselbsthilfegruppen |
| – Qualitätssicherung |

| Therapeut |
|---|
| – Arzt oder Psychologe |

| Materialien |
|---|
| – keine |

### Ablauf der Stunde

Bei den Eltern- Gesprächskreisen geht es weniger um spezifische Vermittlung von krankheitsbezogenen Informationen als vielmehr um eine familienorientierte Hilfe bei der Krankheitsbewältigung. Die Elterngesprächskreise sind inhaltlich offen angelegt. Der Therapeut versteht sich eher als Stichwortgeber und Moderator denn als Experte in der fachspezifischen Anleitung der Eltern innerhalb des Kursprogramms. Den Eltern soll eine Möglichkeit zum Erfahrungsaustausch untereinander gegeben werden. Aus diesen zweimalig angebotenen Elterngesprächskreisen können sich im Idealfall Elternselbsthilfegruppen entwickeln, die die betroffenen Eltern selber z.B. einmal im Quartal organisieren.

| Als Einstiegshilfe in die jeweilige Gesprächskreis-Runden eignen sich Fragen wie: |
|---|
| – Wie sind Ihre Erfahrungen mit dem bisherigen Kursverlauf? |
| – Wie schätzt Ihr Kind den bisherigen Kursverlauf ein? |
| – Erfüllt das Kursprogramm Ihre Erwartungen? |
| – Welche Veränderungen beobachtet die Umgebung Ihres Kindes (Freunde, Verwandte) im Zusammenhang mit der Schulung? |

Im Idealfall entwickeln sich aus diesen Initialfragen lebhafte Diskussionsrunden innerhalb der anwesenden Eltern, bei denen der Leiter des Gesprächskreises sich eher zurückhält und allenfalls strukturierend und erläuternd moderierend tätig wird. Sollte das Gespräch nur stockend in Gang kommen, so hat es sich als hilfreich erwiesen, einzelne Eltern direkt anzusprechen, welche Erfahrungen sie und ihre Kinder mit dem Programm gemacht haben. Hilfreich kann darüber hinaus sein, wenn Eltern gezielt zur Kritik ermutigt werden, weil nur durch eine sachlich geäußerte Kritik der Eltern eine Weiterentwicklung des Kursprogrammes möglich ist und sinnvolle Modifikationen am Programmverlauf vorgenommen werden können. Die bedeutungsvolle Rolle dieser Eltern-Rückmeldung auf Inhalt und Qualität künftiger Kurse wird den Eltern als ein weiterer wichtiger Grund für die Einrichtung der Elterngesprächskreise erläutert, und die Eltern werden somit indirekt in die Weiterentwicklung des Kursprogrammes einbezogen. Mit dieser Information erfahren die Eltern zugleich eine Wertschätzung ihrer eigenen Erfahrungen, Meinungen und kritischen Äußerungen, so dass die Elterngesprächskreise auch die Funktion einer Qualitätssicherung für die Kursleitung mit sich bringen.

# Kapitel 3

# Materialien

Die Materialien sind in folgende sechs Abschnitte unterteilt:

Die Adressaten der Arbeitsblätter sind jeweils in der obersten Zeile des Arbeitsblattes aufgeführt (KJ = Kinder und Jugendliche).

Das Arbeitsblatt: (Ess-)Verhaltenskurs I (Ampelkarte) kann zweimal geknickt werden, so dass ein DIN A6 Format entsteht. Eine Kopie dieses Arbeitsblatts reicht für vier Wochen Selbstprotokollierung.

Bei den Rezepten steht ● für den roten, ◕ für den gelben und ○ für den grünen Ampelbereich. Die Berechnung der Einsparung der Kalorien beruht auf dem Handbuch „Kalorien mundgerecht" (Umschau Verlag, 2003).

OBELDICKS/Allgemeine Arbeitsblätter I/Therapeut

## Tipps zur Gewichtsreduktion

**Ernährung/Essverhalten:**

- **Mindestens ein Stück Obst pro Tag** (→ Sättigung)
- **als Getränk Wasser bevorzugen, Säfte verdünnen** (→ keine „versteckten" Kalorien)
- selten außerhalb essen (→ keine Verführung)
- keine Vorräte an Süßigkeiten und kalorienreichen Getränken (→ keine Verführung)
- vor/während des Essens trinken (→ führt schneller zur Sättigung)
- Kinder Mahlzeit mit gestalten lassen
- Mahlzeitenportionsgröße vor dem Essen festlegen
- **regelmäßig essen** insb. Zwischenmahlzeiten & Frühstück (→ Vermeidung Heißhunger)
- Zeitpunkt der Mahlzeiten festlegen
- fester Essensplatz (→ keine Verführung)
- Dekoration (→ genussvolleres Essen)
- beim Essen Gespräche der Familie
- **kein Fernsehen beim Essen** (→ Sättigungsgefühl bemerkt)
- nur Gemüse und Obst als Nachschlag erlaubt
- langsam essen (→ Genuss & Sättigungsgefühl früher bemerkt)
- Sättigungsgefühl der Kinder beachten, kein Zwang Teller leer zu essen
- besser Lebensmittel als Geld für Pausenbrot mitgeben
- **bewusst einkaufen, mit Einkaufszettel, nicht hungrig einkaufen**
- Stopp-Schild an Vorräte/Kühlschrank
- Lebensmittel nur bei Hunger, nicht aus Trost, Belohnung, Langeweile
- **Süßigkeitenteller:** Der Teller beinhaltet alle Süßigkeiten, die in einer Woche verzehrt werden dürfen. Das Kind entscheidet über den Zeitpunkt, die Eltern über die Menge und die Art der Süßigkeiten auf dem Teller (bevorzugt Weingummis, Lakritz, Salzstangen)
- Eltern sollen entscheiden, welche Nahrung wann angeboten wird und das Kind sollte entscheiden, ob es diese essen möchte
- Kindern Alternative anbieten (z.B. Apfel oder Birne, nicht jedoch Apfel oder Kuchen)
- Versuchungen möglichst gering halten (**keine Nahrungsmittel/Süßigkeiten verstecken**)
- Eltern als Vorbild (Ernährung und Bewegung!)
- Verhalten des Kindes loben (z.B. wenn Kind sagt es ist satt, wenn es langsam kaut)
- Verstärkerpläne: Smileys für richtiges Verhalten verwenden (z.B. langsam essen), ab soundso viel Smileys Belohnung (→ Positive Verstärkung)
- Verhalten des Kindes bewerten, nicht Gewicht oder Kind als Person
- konsequent sein
- **Alle in der Familie gleich behandeln** (→ keine Stigmatisierung, gemeinsame Veränderung Lebensgewohnheiten)

**Bewegung:**

- aufgebrachte Zeit wichtiger als Schweiß
- v.a. Schwimmen und Radfahren geeignet, da Gewicht getragen wird
- am besten Bewegung mit der ganzen Familie
- zur Schule gehen/mit Fahrrad fahren statt Bus/Auto zu benutzen
- Treppen steigen statt Fahrstuhl
- **Fernseh- und Computerkonsum festlegen**, (Fernsehen z.B. an aktive Bewegung knüpfen, Fernsehplan: Sendungen vorher bewusst auswählen)

# Vertrag

zwischen

_____                    _____
(Teilnehmer)                                        (Trainer)


ich vereinbare:                              ich vereinbare:

- Pünktliche und                             - Pünktlichkeit
  regelmäßige Teilnahme
                                             - Unterstützung
- Durchführen der                              beim Abnehmen
  Hausaufgaben

- Einhalten der Gruppen-
  regeln (nur einer spricht,
  immer aussprechen lassen)


_____     _____     _____
Ort, Datum          Teilnehmer          Trainer

**OBELDICKS/Allgemeine Arbeitsblätter III/KJ 11-14 Jahre**

## Stempelverteilung

|                                          | Punkte |
|------------------------------------------|--------|
| • Anwesenheit                            | 1      |
| • Sachen dabei (Ordner/Handbuch)         | 1      |
| • aktiv mitgemacht                       | 1      |
| • Hausaufgaben halb fertig               | 1      |
| • Hausaufgaben komplett fertig           | 2      |
| • mitgeholfen beim Aufräumen             | 1      |

**Belohnung ab 22 Stempeln im Essverhaltenskurs**

**Belohnung ab 22 Stempeln im Ernährungskurs**

# Elternratgeber

- Ellrott T., Ellrott B.: **Fettfalle Supermarkt.** Finden Sie die fettarmen Alternativen. Verlag Umschau Braus, Frankfurt/Main. 1. Auflage 2000

- Ellrott T., Ellrott B.: **Fettfalle Fastfood.** Finden Sie die fettarmen Alternativen. Verlag Umschau Braus, Frankfurt/Main. 1. Auflage 2001

- Heft „**Richtig kochen - schonend zubereiten**", Bezugsanschrift: aid e. V. / Konstantinstr.124 / 53179 Bonn

- **Kalorien Mundgerecht.** Das praxisorientierte Handbuch für das tägliche Essen und Trinken. Verlag Umschau Braus; 11. überarbeitete und erweiterte Auflage 2003

- Kolbe H., Weyhreter H.: **Mein Kind hat Übergewicht.** Midena Verlag, Augsburg. 1998 ISBN 3453117950

- Cremer M.: **Ganz schön propper. Ratgeber für Eltern übergewichtiger Kinder.** Umschau Buchverlag 1. Auflage 2002 ISBN 3829571461

- Pudel: **Ketchup, BigMäc, Gummibärchen.** Heyne Verlag ISBN 453117950

- Forschungsinstitut für Kinderernährung: **Empfehlungen für die Ernährung von übergewichtigen Kindern – gemeinsam abnehmen mit optimiX** 2003. Bestellung: www.fke-do.de; FKE-Broschürenbetrieb Tel.: 0231-714921

- Forschungsinstitut für Kinderernährung; **optimiX – Empfehlungen für die Ernährung von Kindern und Jugendlichen.** aid, DGE (Hrsg), Bonn, 2001. Bestellung: www.fke-do.de; FKE-Broschürenbetrieb Tel.: 0231-714921

- Forschungsinstitut für Kinderernährung; **optimiX Kochbuch für Kinder 2003.** Bestellung: www.fke-do.de; FKE Broschürenbetrieb, Tel.: 0231-714921 ISBN 3-00-011272-3

- **1001 Spiel- und Übungsformen.** Hofmann-Schondorf Verlag ISBN 3778062190

- **New Games II.** Verlag an der Ruhr ISBN 3860720015

- **Tanzen in der Grundschule.** Fidula Verlag 1992 ISBN 3872269011

**OBELDICKS/Arbeitsblatt: Bewegungsangebote I/Therapeut**

# Bewegungslandschaften

**Hintergrund:** Die Geräte und Bewegungsarrangements sollen die Möglichkeiten bieten, Sportgeräte anderes als bisher wahrzunehmen um ein Bewegen und Lernen unter Einbeziehung möglichst vieler Sinne anzuregen. Dadurch werden koordinative, Wahrnehmungs- und konditionelle Fähigkeiten gefördert.

**Altersgruppe:** alle Altersklassen

**Methodik:**

**Wippen:**

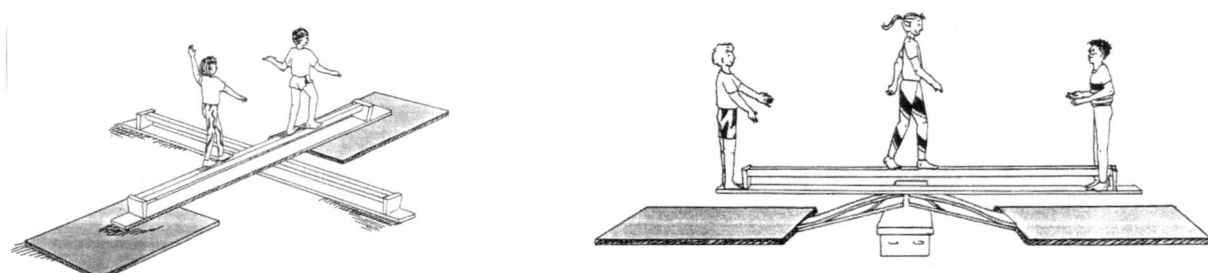

**Brücken:**

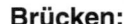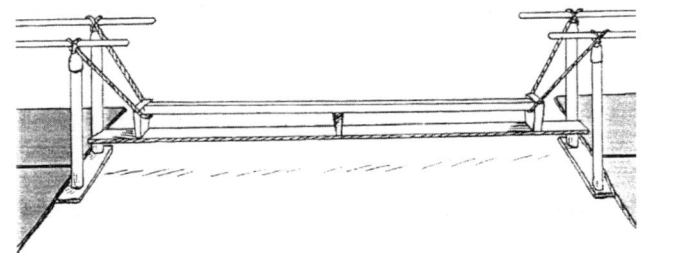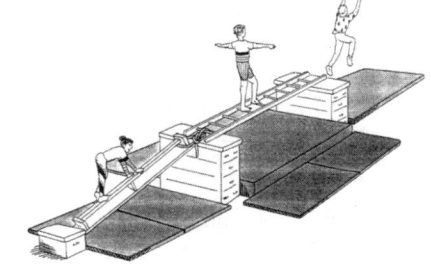

**Berg und Tal:**                                    **Rollende Bank:**

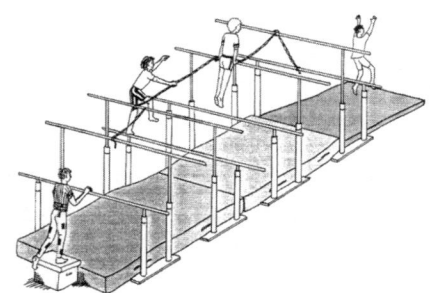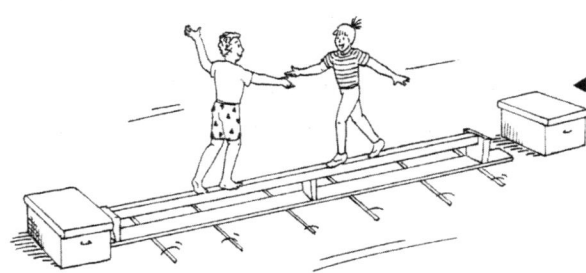

**Hindernisbahn:**

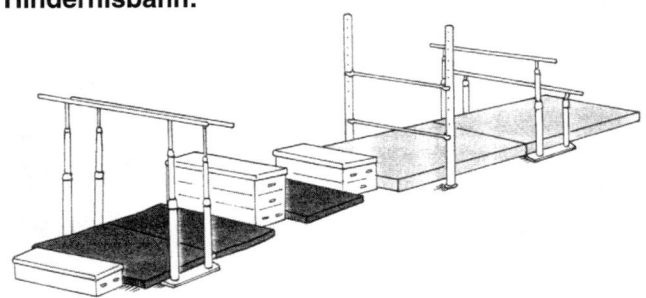

OBELDICKS/Arbeitsblatt: Bewegungsangebote II/Therapeut + KJ

## Bewegungsspiele „New Games"
### ohne Gewinner und Verlierer (I)

**Hintergrund:** Diese Spiele ermöglichen den Kindern und Jugendlichen ihre persönliche Wahrnehmungsmuster zu verbessern und fördern die Geschicklichkeit, Konzentration, Reaktionsvermögen, Kooperation, Kommunikation sowie Kontaktfähigkeit. Die Spiele kennen keine Gewinner und Verlierer und beziehen ständig alle Kinder ein.

**Altersgruppe:** vor allem Kinder und Jugendliche von 7 bis 10 Jahren

**Methodik:**

- **Ballschlacht:** Die großen Pezzibälle werden kreuz und quer von allen Kindern durch die Halle geworfen. Jeder versucht jeden zu treffen. Man darf nur auf den Körper und nicht auf den Kopf zielen. Damit sich die Kinder ausruhen können, wird in einer Ecke der Halle eine Weichbodenmatte zur „Friedensinsel" erklärt. Dieses Spiel eignet sich hervorragend als Aufwärmspiel.

- **Schiffe versenken:** Alle Kinder erhalten einen Reifen (Schiff), stellen sich hinein und halten diesen in Bauchhöhe fest. 2 bis 3 Kinder nehmen einen Softball (Kanonenkugel) und übernehmen somit die Fängerrolle. Die Kinder erzielen einen Treffer, wenn der Softball durch den Reifen fällt. Das Schiff sinkt auf den Boden, die Kinder rufen „Mann über Bord". Sie werden gerettet, indem sie von einem anderen Schiff aufgenommen werden. Auch dann können sie weiterhin versenkt werden

- **Affenfangspiel:** Die Teilnehmer stehen nebeneinander auf einer Linie. Der „Affe" steht mit einigen Metern Abstand vor der Gruppe. Er macht irgendwelche Bewegungen und Geräusche vor, die alle anderen nachmachen. Wenn der Affe mit seinen Händen auf den Boden klatscht, dreht sich die Gruppe schnell um und läuft in die andere Richtung, da der Affe versucht die wegrennenden Personen zu fangen. Wer gefangen wird, wird zum neuen „Affen".

OBELDICKS/Arbeitsblatt: Bewegungsangebote III/Therapeut + KJ

## Bewegungsspiele „New Games"
### ohne Gewinner und Verlierer (II)

- **Möhrenziehen:** Ein Kind ist der Gärtner und die anderen sind die Möhren. Die Möhren halten sich auf dem Bauch liegend an den Händen fest. Der Gärtner ergreift die Möhren an den Fußgelenken und zieht solange, bis sich die Möhre von den anderen gelöst hat. Die entstandene Lücke kann sofort von den Möhren geschlossen werden. Gezogene Möhren werden zum Gärtner.

- **Versteinern:** Ein Fänger schlägt die anderen ab. Gefangene Kinder „versteinern" und bleiben mit gegrätschten Beinen stehen und warten auf ihre Befreiung. Kriecht ein Kind durch die gegrätschten Beine, ist der Versteinerte wieder frei.

- **Schlangen fangen:** Die Gruppe bildet zwei oder mehrere Menschenschlangen, die sich jeweils an den Hüften festhalten. Das erste Kind ist jeweils der Fänger der letzten Kinder der anderen Schlangen. Dieser wird nach dem Abschlagen erster der anderen Schlange. So wachsen und schrumpfen ständig die Schlangen.

- **Feuer, Wasser, Sturm:** Die Kinder laufen in der Halle umher. Ein Kind ruft „Sturm" und alle Kinder müssen schnell sich irgendwo festhalten. Wer zuletzt sich festhält ruft als nächstes den Befehl aus. Bei „Feuer" müssen sich schnell alle auf den Boden legen, bei „Wasser" irgendwo hinaufsteigen.

- **Atomspiel:** Alle Kinder laufen kreuz und quer durch die Halle. Ein Kind ruft laut „Atom 5" und es müssen sich je 5 Kinder zusammenfinden. Die Zahl der Atome ist variabel. Nach dem Zusammenfinden wird sich wieder kreuz und quer bewegt, bis das nächste Kind eine neue Atomzahl ruft.

- **Weitere Ideen:** New Games II. Verlag an der Ruhr

OBELDICKS/Arbeitsblatt: Bewegungsangebote IV/Therapeut

## Trampolin (I)

**Hintergrund:** Das Trampolin übt einen hohen Aufforderungscharakter auf adipöse Kinder und Jugendliche aus. Durch die Bewegungen auf dem Tuch werden neben der Bewegungsfreude und dem Gefühl von Leichtigkeit und Schwerelosigkeit die verschiedensten motorischen Bereiche gefördert. Dazu zählen u.a. die Gleichgewichtsfunktion, Geschicklichkeit, Koordination, Sprungkraft, Lageempfinden, Orientierung, sensomotorische Anspassungsfähigkeit, Selbsteinschätzung, Vertrauen zu sich und andere, Körperempfinden und das Überwinden von Ängsten.

**Altersgruppe:** alle Altersklassen

**Methodik:**
- **Robben/Schlängeln** in verschiedenen Richtungen über das Tuch (auch über aufliegende Materialien z.B. Schaumstoffkissen möglich)
- das **Rollen**, sowohl seitlich, als auch um die Körperachse vorwärts und rückwärts
- das **Krabbeln** in verschiedene Richtungen
- für jüngere Kinder eignen sich diese Bewegungsformen durch die **Imitation von Tieren** (Schlange, Löwe, Hund etc.)
- **verschiedene Gangarten** in verschiedenen Tempi z.B. Riesenschritte, Zwergenschritte, wie eine Tänzer etc.
- Belastung des Körpergewichts auf unterschiedlichen Teilen des Fußes (Ballen, Ferse)
- Richtungen verändern und kombinieren (vorwärts und rückwärts usw.)
- Ergänzend dazu der Einsatz von Material: z.B. über oder an Hindernissen vorbeigehen wie Schaumstoffkissen

**Sprünge in verschiedene Körperpositionen und Hopser:**
- Froschsprünge, Häschensprünge
- Bank Sitz-Rücksprung, verschiedene Drehungen
- im Stand: Känguruhsprung, Sprünge auf der Stelle, oder auf die Linien des Tuches, in aufgelegte Autoschläuche springen

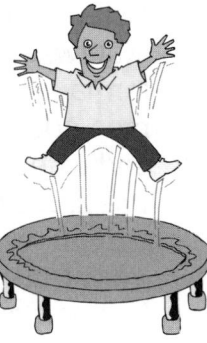

**Angebote mit dem Seil auf dem Trampolin:**
- lockeres Seilchenspringen auf dem Tuch mit beiden Beinen gleichzeitig
- über ein gespanntes Seil in verschiedenen Höhen laufen oder springen
- über ein Seil, das aufgelegt ist, balancieren (möglichst mit geschlossenen Augen)
- mehrere Seile werden in verschiedenen Höhen gespannt. Entweder unten drunter krabbeln ohne ein Seil zu berühren, oder darüber gehen, bzw. springen.

OBELDICKS/Arbeitsblatt: Bewegungsangebote V/Therapeut

## Trampolin (II)

### Entspannung auf dem Trampolin:

**Fliegender Teppich:** Durch das Einsetzen von Entspannungsmusik werden die auf dem Tuch liegenden Personen durch zusätzliche leichte vestibuläre Stimulationen (leichtes Wippen mit Füssen oder Händen) in einen relaxten Zustand versetzt. Eine Entspannungsgeschichte kann dies untermauern.

### Beliebte Spiele auf dem Tuch:

– **Wäscheklammerspiel:** zwei Teilnehmern werden unterschiedlich farbige Wäscheklammern auf der Rückseite an die Kleidung geheftet. Beide Partner versuchen durch Springen auf dem Schwungtuch zu erkunden, welche Farben diese haben. **Variation:** dem Gegenspieler versuchen, die Wäscheklammer abzuzupfen.

– **Haltet das Tuch frei:** Materialien: z.B. Sandsäckchen, Tücher, Bälle oder ähnliches sollen von den Anwesenden auf dem Trampolin (2 bis 3 Mitspieler) vom Tuch gegen den Rest der Gruppe befördert werden, die wiederum diese wieder einsammeln und auf das Tuch zurückbringen.

– **Luftballonspiel:** Luftballons durch Springen hochhüpfen lassen mit verschiedenen Körperteilen (z.B. Kopf, Hände, Knie usw.) in der Luft halten. Mit anderen Materialien Luftballons hochhalten z.B. Schläger, Keulen usw.

– **Feuerball:** 1 bis 2 oder mehrere Bälle kommen auf das Sprungtuch. Der Springer versucht die Bälle nicht zu berühren. Wird er doch berührt, muss er durch einen Sprung auf die Weichbodenmatte (ins kalte Wasser) sein Körperteil „kühlen" und kann dann wieder weiter hüpfen.

– **Abfangen von Bällen:** 1 bis 2 Teilnehmer springen und werfen sich während des Springens einen Ball zu, auch die übrigen Teilnehmer, die am Trampolinrand stehen, werden durch Zuwerfen und Auffangen des Balles einbezogen.

### Erlebnis/Phantasiereisen auf dem Trampolin mit und ohne Materialien:

– **Bootsfahrt:** ein Autoschlauch wird aufgelegt und dient z.B. als Boot, in welches sich eine Person setzt. Zwei andere Kinder/Jugendliche springen und spielen das Meerwasser, so dass das Schlauchboot in Bewegung gesetzt wird. Durch das Untermauern einer Phantasiegeschichte z.B. Schiffbruch erleiden wegen eines Sturmes oder auftauchende Landschaften (Eisberge, Strände usw.) werden die Wasserbewegungen stärker oder schwächer. Der Einsatz von zusätzlichen Materialien wie z.B. Schaumstoffkissen, Bälle, Ballons als Hindernisse können zusätzlich eingebaut werden.
**Variation:** mehrere Personen sitzen auf dem Bootsrand, halten sich gegenseitig fest und erleben ein Abenteuer. Dabei wird das „Schlauchboot" durch das gegenseitige Wippen bewegt.

– **Aladinteppich:** alle Teilnehmer liegen mit dem Rücken ausgestreckt auf dem Tuch. Ein oder zwei Motopäden bewegen das Tuch durch das Wippen mit den Füssen oder Händen. Die Reise/Flug kann in jedem Land der Erde starten. Es wird eine Geschichte erzählt, die je nach Inhalt die „Reisenden" durch schnelles oder leichtes Wippen unterstützt wird.

**Weitere Ideen:** Bewegung, Spaß und Spiel auf dem Trampolin. Reihe Motorik, Buch 17 Verlag Karl Hofmann Schorndorf

OBELDICKS/Arbeitsblatt: Bewegungsangebote VI/Therapeut

## Ringen – Raufen – Kämpfen – Boxen

**Hintergrund:** Durch das Kämpfen unter klaren Regeln lernen die Kinder einen angemessenen und rücksichtsvollen Umgang und können aggressives Potenzial abbauen. Dies führt zu einer Vielzahl von aktiven, kognitiven und emotionalen Interaktionen.

**Altersgruppen:** vor allem 7- bis 10-jährige Kinder und 11- bis 14-jährige Jungen

**Methodik:**
- **Ringender Kreis:** Eine Gruppe Kinder steht mit Handfassung im Kreis und versucht sich gegenseitig auf eine zwischen ihnen liegende Matte zu ziehen
- **Drängeln:** Zwei Kinder versuchen sich bei angelegten Armen von der Matte zu drängeln
- **Schatzhüter:** Ein Kind liegt in Embryostellung auf der Matte und hält einen Medizinball fest umschlungen. Ein zweites Kinder versucht den Medizinball zu erobern
- **Keulen werfen:** Zwei Kinder fassen sich an den Händen und versuchen gegenseitig den Partner so zu ziehen/drücken, dass eine zwischen ihnen stehende Keule umgeworfen wird
- **Rückenschieben:** Zwei Kinder sitzen Rücken an Rücken auf dem Boden. Auf ein Zeichen versuchen sie sich gegenseitig über eine vorher festgelegte Linie zu schieben
- **Schildkrötenwenden:** Kinder versuchen ihren Partner, die in Bauchlage auf der Matte liegen auf den Rücken zu drehen
- **Platzhirsch:** Die Kinder krabbeln auf der Weichbodenmatte. Auf ein Zeichen versuchen sie sich gegenseitig von der Matte zu drängen. Wer am Ende übrig bleibt wird Platzhirsch
- **Beschützen:** Mehrere Kinder bilden einen Kreis mit Hand- oder Schulterfassung. Der Fänger soll nun versuchen ein vorher ausgesuchtes Kind im Kreis auf den Rücken zu berühren

OBELDICKS/Arbeitsblatt: Bewegungsangebote VII/Therapeut

## Rollbrett

**Hintergrund:** Durch das Rollbrett werden neben der Bewegungsfreude und dem Gefühl von Leichtigkeit und Schwerelosigkeit verschiedenste motorische Bereiche gefördert. Dazu zählen u.a. die Geschicklichkeit, Koordination, Lageempfinden, Orientierung, Selbsteinschätzung, vestibuläre Stimulation, Vertrauen zu sich und anderen, Körperempfinden und das Überwinden von Ängsten.

**Altersgruppe:** alle Altersklassen

**Methodik:**

– Rollbrettfußball: die Teilnehmer bilden zwei Mannschaften und versuchen, auf dem Rollbrett liegend oder sitzend den Ball ins gegnerische Tor zu befördern.

– Rollbrettwettrennen: Je nach Teilnehmerzahl werden die Mitspieler in zwei gleich große Gruppen aufgeteilt. Jeder Spieler kann sich eine Fortbewegung auf dem Rollbrett ausdenken, die dann im Wettrennen durchgeführt wird. So kann jeder seine Fähigkeit, die er am besten kann, ausprobieren. Zum Beispiel auf dem Rücken liegend, im Sitzen mit einem Bein Anschwung geben, sitzend auf dem Rollbrett und die Füße mit einem Pedalo fortbewegend, auf dem Bauch liegend und eine Pedalo wird mit den Armen fortbewegt, etc.

– Autorennen: je zwei Partner finden sich zusammen und bauen sich ein Auto aus einem kleinen Kasten, der mit der Oberseite auf das Rollbrett gelegt wird. Die Autos können dann mit verschiedenen Materialien ausgestattet werden, z.B. Schaumstoffkissen, Fähnchen, Decken etc. Ein Mitspieler setzt sich in den Kasten/Auto hinein und der andere schiebt das Auto. Unter den Teilnehmern gibt es ein Fängerpaar, das versuchen muss, einen Autofahrer zu fangen. Die Autos flitzen bei diesem Spiel u.U. sehr schnell durch die Turnhalle. Nach einer Zeit wird gewechselt, der Schieber wird zum Autofahrer.

– Rollbrettparcour: Es werden verschiedene Hindernisse aufgebaut (schiefe Ebene, Tunnel, holprige Stelle etc.) durch die die Teilnehmer mit dem Rollbrett fahren müssen. Variante: eine Geisterbahn aufbauen, mit Tüchern, Lichteffekten und Reflektoren und ggf. auch Gruselmusik. Die Halle müsste dann abgedunkelt werden.

– einen Bus oder Zug bauen: Rollbretter werden unter eine Bank gelegt und die Mitspieler stellen sich darauf und werden von den anderen geschoben oder gezogen. Wer zuerst absteigen muss, zieht oder schiebt den „Bus".

– steile Bergfahrt: mit dem Rollbrett eine schiefe Ebene z.B. eine Rutschbahn hinunterfahren und weich auf einer Matte landen

– Krabbenfangen: Zwei Personen sitzen mit dem Rücken gegeneinander auf dem Rollbrett und bilden so die „Krabbe". Eine Krabbe versucht nun die anderen zu fangen

– auf dem Bauch liegend verschiedene Materialien auf dem Rücken transportieren (z.B. Sandsäckchen, Schaumstoffsteine etc.) und dieses Spiel in eine Geschichte einbetten.

– einen Zug bilden: mehrere Teilnehmer liegen mit dem Bauch auf dem Rollbrett und halten sich beim Vordermann an den Fersen fest. Der erste Fahrer versucht, den Zug in Bewegung zu bringen.

OBELDICKS/Arbeitsblatt: Bewegungsangebote VIII/Therapeut + KJ + Eltern

## Alltagstaugliche Bewegungsangebote I

**Hintergrund:** Diese Spiele können ohne großen Aufwand und nur mit wenigen, kostengünstigen Materialien in den Alltag umgesetzt werden. Sie eignen sich daher zur aktiven Freizeitgestaltung und auch zur Gestaltung von Festivitäten wie Kindergeburtstagen. Sie sind ohne und mit Eltern umsetzbar. Sie fördern die Fantasie und Kreativität und führen leicht zu sozialen Kontakten.

**Altersgruppen:** vor allem 7- bis 10-jährige Kinder

**Methodik:**

– **Gefängnislauf:** Mit Kreide wird ein großes rechteckiges Spielfeld aufgemalt. In die Mitte wird ein Quadrat gezeichnet. Das ist das Gefängnis. Dort sitzen 2 Kinder (Ganoven), die von ihrer Bande befreit werden sollen. Ein Kind (Polizist) patrouilliert und die anderen Kinder (Bandenmitglieder) versuchen die Gefangen durch antippen zu befreien. Erwischt sie der Polizist, werden sie ebenfalls eingelocht.

– **Seil fangen:** Ein Kind bekommt ein Springseil in die Hand. Ein Ende schleift über den Boden. Das Kind erhält einen kleinen Vorsprung und wird dann von den anderen Kinder gejagt. Wem es gelingt, das Seilende zu fangen, ist als nächstes dran.

– **Popcorn:** Jeder verschränkt die Arme vor dem Körper und hüpft in einem sehr kleinen Feld herum. Jeder einzelne ist ein Popcorn. Berühren sich zwei, müssen sie zu zweit weiterhüpfen. Wer es schafft als Einzelpopcorn übrig zu bleiben, obwohl der Spielfeld immer kleiner wird, ist Sieger-Popcorn.

– **Haltet das Feld frei:** Zwei Mannschaften stehen sich in zwei Felder gegenüber. Jedes Kind bekommt einen Luftballon. Jede Mannschaft muss dafür sorgen, dass nach einer bestimmten Zeit das eigene Feld von Luftballons befreit ist.

– **Komm mit – Lauf weg:** Die Kinder stehen im Kreis. Ein Kind läuft außen herum und tippt irgendwann ein anderes Kind an. Sagt es „komm mit" laufen alle beide in die gleiche Richtung. Sagt es „lauf weg" laufen beide in entgegengesetzter Richtung. Ziel ist den freigewordenen Platz nach Umrundung der Gruppe zu ergattern.

– **Federn rupfen:** 2 bis 4 Kinder sind Fänger und bekommen mehrere Wäscheklammer, die sie sich an die Kleidung klemmen. Erreichen sie eines der weglaufenden Kinder dürfen sie diesen eine Klammer anstecken. Sieger ist der, der zuerst alle Klammer losgeworden ist.

**OBELDICKS/Arbeitsblatt: Bewegungsangebote IX/Therapeut + KJ + Eltern**

## Alltagstaugliche Bewegungsangebote II

- **Eisenbahnstaffel:** Zwei Gruppen stehen hintereinander an der Startposition. Der erste Läufer saust los, umrundet ein „Ziel", läuft zurück und „hängt" sich an die Schulter des Zweiten in der Reihe. Beide laufen wieder los, holen sich den dritten usw. Die Lok, die zuerst mit allen Waggons ins Ziel kommt, ist Sieger.

- **Becherball:** Jedes Kind bekommt einen Bewacher. Ein Kind wirft Tischtennisbälle in die Luft, die die anderen einfangen müssen.

- **Zeitungsstaffel:** Zwei Mannschaften sitzen auf dem Boden. Bei „Los" geben sie die Zeitung mit den Füßen weiter. Die Zeitung, die als erstes durchgereicht wurde, ist die Siegerzeitung.

- **Zeitungstanz:** Zwei Kinder tanzen zur beliebigen Musik auf einem Zeitungsblatt. Sie dürfen nicht neben dieses Blatt treten, sonst scheiden sie aus. Nach kurzer Zeit wird die Musik angehalten und die Kinder müssen das Zeitungsblatt einmal falten. Weiter geht´s und nach kurzer Zeit wird die Musik erneut angehalten, die Zeitung nochmals gefaltet usw.

- **Spaß-Olympiade:** Verschiedene Stationen sind Dreibeinlauf, Sackhüpfen, Eierlaufen, Kleiderstaffeln (z.B. mit Gummistiefel und Regenmantel zwei Wassereimer tragen), Sandsäckchenweitwurf mit Bettlaken zu zweit, Kugelstoßen mit Luftballons, Schneereifenbahn (schräge Ebene/Plane mit Schmierseife) usw.

- **Weitere Ideen:** 1001 Spiel- und Übungsform. Hoffmann-Schondorf Verlag

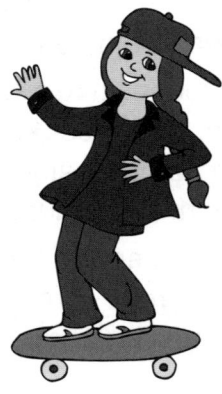

OBELDICKS/Arbeitsblatt: Bewegungsangebote X/Therapeut

## Bewegungsangebote zur Musik

**Hintergrund:** Die Bewegung zur Musik dient zur Auflockerung. Die Koordination, Körperwahrnehmung, Rhythmisierungsfähigkeit und die akustische Wahrnehmung werden gefördert. Hemmungen werden durch Schlüpfen in „Rollen" und Selbstpresentation abgebaut. Emotionen können ausgelebt werden.

**Altersgruppe:** alle Altersklassen, bevorzugt Mädchen

**Methodik:**

– **Stop-Tanz:** Wenn Musik ertönt, dürfen sich alle Teilnehmer zur Musik bewegen. Wird die Musik gestoppt, sind alle Teilnehmer versteinert (sie dürfen sich nicht mehr bewegen). Ertönt die Musik wieder, sind alle erlöst.

– **Bewegungskreis:** Alle Teilnehmer stellen sich zu einem Kreis zusammen. Wenn die Musik ertönt, macht ein Teilnehmer eine Bewegung vor, die die anderen imitieren. Personenwechsel bei dem Darsteller.

– **Tanzen mit Materialien:** z. B. Luftballon, Apfelsinen, Tüchern, Gymnastikbändern usw.

– **Tanzen Rücken an Rücken oder Bauch an Bauch**

– **Spiegeln:** Der Abstand zwischen den beiden Tanzpartner beträgt circa ein Meter. Einer macht die die Bewegung vor, die der andere nachahmt. Der „Führer" kann somit den Partner durch den Raum bewegen. Später werden die Rollen getauscht. Variation: 1 „Vortänzer" macht Bewegung vor, die die gesamte Gruppe, die im Kreis steht nachahmt.

– **Reise nach Jerusalem zur Musik**

– **Weitere Ideen:** „Tanzen in der Grundschule" Fidula Verlag

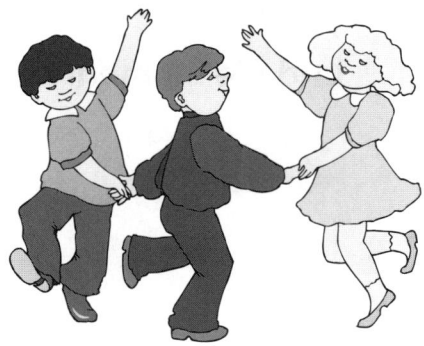

**OBELDICKS/Arbeitsblatt: Bewegungsangebote XI/Therapeut**

## Weitere Spiele

Natürlich werden auch gespielt:

Fußball

Volleyball

Völkerball

Brennball

Badminton

Tischtennis

(Soft-)Tennis

Basketball

Handball

Staffeln

Fangen

Verstecken

Schnitzeljagd

Skateboard

Inlineskater

**und vieles mehr ...**

**OBELDICKS/Arbeitsblatt: Ernährungskurs I/Therapeut/KJ 7-14 Jahre/Eltern**

# Altersgemäße Lebensmittelverzehrsmengen in der Optimierten Mischkost

| Alter (Jahre) | | 7 bis 9 | 10 bis 12 | 13 bis 14 | 15 bis 18 |
|---|---|---|---|---|---|
| **Energie (kcal/Tag)** | | **1800** | **2150** | **2200/2700** w/m | **2500/3100** w/m |
| **Empfohlene Lebensmittel** (mehr als 90% der Gesamtenergie) | | | | | |
| reichlich | | | | | |
| Getränke | ml/Tag | 900 | 1000 | 1200/1300 | 1400/1500 |
| Brot, Getreide | | | | | |
| Getreideflocken | g/Tag | 200 | 250 | 250/300 | 280/350 |
| Kartoffeln[1] | g/Tag | 150 | 180 | 200/250 | 230/280 |
| Gemüse | g/Tag | 220 | 250 | 260/300 | 300/350 |
| Obst | g/Tag | 220 | 250 | 260/300 | 300/350 |
| mäßig | | | | | |
| Milch, -produkte[2] | ml(g)/Tag | 400 | 420 | 425/450 | 450/500 |
| Fleisch, Wurst | g/Tag | 50 | 60 | 65/75 | 75/85 |
| Eier | Stück/Woche | 2 | 2-3 | 2-3/2-3 | 2-3/2-3 |
| Fisch | g/Woche | 150 | 180 | 200/200 | 200/200 |
| sparsam Öl, Margarine, Butter | g/Tag | 30 | 35 | 35/40 | 40/45 |
| **Geduldete Lebensmittel** (weniger als 10% der Gesamtenergie) | | | | | |
| zucker- und fettreich | g/Tag | 50 | 60 | 60/75 | 70/85 |
| zuckerreich | g/Tag | 10 | 15 | 15/20 | 15/20 |

[1]oder Nudeln, Reis u. a. Getreide; [2]100 ml Milch entsprechen im Kalziumgehalt ca. 15g Schnittkäse oder 30g Weichkäse

**OBELDICKS/Arbeitsblatt: Ernährungskurs II/Therapeut/KJ 7-14 Jahre/Eltern**

# Ernährungsprotokoll

### Hinweise zur Führung des Ernährungsprotokolls

- Bitte über **3 Tage** alle im Laufe des Tages verzehrten Lebensmittel einschließlich Getränke aufschreiben und beschreiben z. B. **Brotsorte, Margarinesorte, Salatsoße, Obstsorte** und **Fettgehalt** von Milch und Milchprodukten mit verzehrten Mengen in Haushaltsmaßen (**Tasse, Teller, Teelöffel, Esslöffel, Kelle**) oder haushaltsüblichen Einheiten (**Scheibe, Stückzahl**). Wenn möglich bei Fertiggerichten bitte Produktnamen angeben (z.B. Pizza speciale von Dr. Oetker)

- Bitte immer angeben **Wann, Wo, Mit wem** und **Warum** gegessen wurde.

---

#### ERNÄHRUNGSPROTOKOLL – Beispiel

**Name: Erika Mustermann**        **Datum: 15.07.2002**


**8.00 h zu Hause, allein, aus Gewohnheit**

1 Glas Vollmilch (3,5% Fett) mit Kakaopulver
1 Scheibe Roggenvollkornbrot mit Butter und Marmelade

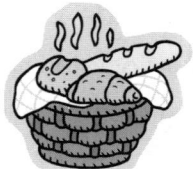

**9.30 h Schule, mit Schulkameraden, Hunger**

1 Apfelsine, mittelgroß
1 Packung Schulmilch 3,5%

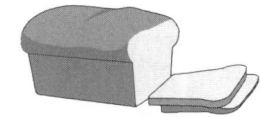

**12.30 h zu Haus, mit Eltern, weil es was gab**

1 Kotelett, paniert
Püree, frisch gekocht mit Vollmilch und 1 Stich Butter
holländische Soße
Salat: 1 kleine Tomate, 2 Möhren, 1 rote Paprikaschote, 1 Dose
Mais, 2 Esslöffel Sonnenblumenöl, 3 Esslöffel Essig, 1 Prise Jodsalz
Vanillepudding mit Schokoladensoße (Dany plus Sahne Fertiggericht)

**15.00 h Eisdiele, mit Eltern, Belohnung**

1 Kugel Vanilleeis
1 Kugel Schokoladeneis im Eishörnchen

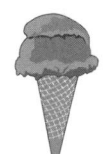

**17.00 h beim Freund, Durst**

1 Glas (0,2 l) Orangennektar mit Mineralwasser gemischt (halb und halb)

**19.00 h zu Hause, mit der Familie, Hunger**

1 Scheibe Graubrot mit 2 Teel. Margarine und 3 Scheiben Cervelatwurst
10 Weintrauben, Hagebuttentee 0.2 l mit 2 Teel. Zucker

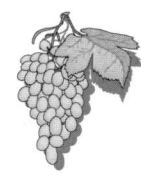

**20.30 h zu Hause, allein vorm Fernseher, Langeweile**

1 Handvoll Erdnüsse, gesalzen

OBELDICKS/Arbeitsblatt: Ernährungskurs III/Therapeut

## Kennenlernspiel und Partnerinterview

### Kennenlernspiel

- Die 7- bis 10-jährigen Kinder stellen sich hierzu in einem Kreis auf. Das jüngste Kind der Gruppe beginnt sich vorzustellen, indem es zuerst seinen Namen nennt und im Anschluss daran eine Bewegung mit einem Ball vormacht (z. B. den Ball in die Luft werfen und wieder auffangen).

- Jedes nachfolgende Kind muss nun zuerst den Namen des vorherigen Kindes bzw. aller vorherigen Kinder nennen und die Ballbewegung des jeweiligen Kindes dazu nachmachen.

- Weiter stellt es sich dann selber vor und macht wiederum eine neue Bewegung.

### Partnerinterview

- Die 11- bis 14-jährigen Jungen und Mädchen bilden zum Kennenlernen einen Stuhlkreis.

- Der jeweilige Gesprächspartner interviewt sein Gegenüber nach Namen, Alter, Wohnort, Hobbys und den bisherigen Erfahrungen mit Diäten.

- Im Anschluss werden der gesamten Gruppe die Erkenntnisse über den Gesprächspartner mitteilt.

**OBELDICKS/Arbeitsblatt: Ernährungskurs IV/Therapeut/KJ 7-14 Jahre/Eltern**

## Das Ampelsystem: Das alles darf ich essen

| Grün ○<br>*Prima! Okay bei Hunger* | Gelb ◐<br>*Nicht zu viel* | Rot ●<br>*Stopp! Selten und wenig* |
|---|---|---|
| **Getränke** | | |
| Mineralwasser<br>Alle Teesorten ungesüßt<br>Obstsaftschorle 2 Teile Wasser: 1 Teil Saft | 100% Fruchtsäfte<br>Kalorienarme Limonaden u. Fruchtsäfte<br>Karottensaft<br>Tomatensaft | Fruchtsaftgetränke, Fruchtnektar<br>Limonade, Eistee, Capri Sonne<br>Cola, Fanta usw.<br>Malzbier<br>Alkoholische Getränke |
| **Brot und Getreideprodukte** | | |
| Vollkornbrot, Vollkornbrötchen,<br>Vollkorntoast, Vollkornknäckebrot<br><br>Getreideflocken<br><br>Müsli ohne Zucker, ohne Nüsse<br>Vollkornnudeln, Vollkornreis | Körnerbrot, Roggenbrot, Mischbrot,<br>Weißbrot, Toastbrot, Brötchen,<br>Rosinenbrötchen, Milchbrötchen,<br>Knäckebrot, Laugenbrötchen<br>Cornflakes<br><br>Müsli mit Zucker<br>helle Nudeln, weißer Reis | Croissant, Schokoladencroissant<br><br><br>Frühstücksceralien mit viel Zucker und<br>Nüssen<br>z.B. Honig Pops, Smacks, Schokomüsli,<br>Knuspermüsli, Crunchy Nut |
| **Brotaufstriche** | | |
| Senf, Tomatenmark | Honig, Marmelade<br>vegetar. Brotaufstriche bis 30% Fett | Erdnusscreme, Mandel-Haselnussmus<br>vegetar. Brotaufstriche über 30% Fett |
| **Kartoffeln und Kartoffelprodukte** | | |
| Pellkartoffeln<br><br>Folienkartoffeln<br><br>Salzkartoffeln | Kartoffelbrei mit 1.5% Milch, ohne<br>Fettzusatz<br>Pommes frites u. Kroketten aus<br>dem Backofen<br>Gnocchi<br>Kartoffelsalat ohne Mayonnaise, fettarm<br>zubereitet | Bratkartoffeln<br><br>Pommes frites, Kroketten<br><br>Kartoffelpuffer, Reibekuchen<br>Kartoffelsalat mit Mayonnaise |
| **Gemüse und Salat** | | |
| Frisch und tiefgekühlt z.B.:<br>Brokkoli, Blumenkohl, Gurken, Karotten,<br>Kohlrabi, Tomaten, Paprika<br>alle Kohlsorten: Weißkraut, Rotkraut,<br>Rosenkohl usw.<br>alle Salate: Eisberg, Kopfsalat, Feld-<br>salat usw.<br>Hülsenfrüchte: Erbsen, Bohnen, Linsen | Fertigprodukte mit Zusatz<br>z.B. Buttergemüse, Rahmspinat | |
| **Obst und Nüsse** | | |
| Frisch oder tiefgekühlt z.B.:<br>Äpfel, Ananas, Bananen, Birnen, Erdbeeren<br>Himbeeren, Nektarinen, Orangen, Pflaumen,<br>Weintrauben, Grapefruit, Mandarinen<br>Obstkonserven in Wasser<br>Maronen | Trockenobst z.B.:<br>Apfelringe, Aprikosen, Bananenscheiben,<br>Datteln, Feigen, Pflaumen, Rosinen<br>Obstkonserven mit Zucker | Cashewnüsse, Erdnüsse, Haselnüsse<br>Mandeln, Paranüsse, Walnüsse usw.<br>Kokosnuss |
| **Milch und Milchprodukte** | | |
| | Joghurt, Milch, Dickmilch bis 1.5% Fett<br>Quark, Fruchtquark bis 20% Fett<br>Fruchtjoghurt bis 1.5% Fett<br>Fruchtbuttermilch<br>Molke mit Fruchtzusatz<br>Saure Sahne bis 10% Fett<br><br>Käse bis 30% Fett i.d.Tr.<br>Pudding aus Milch 1.5% Fett<br>Kakao mit Milch 1.5% Fett | Joghurt, Milch, Dickmilch ab 1.5% Fett<br>Quark, Fruchtquark ab 20% Fett<br>Fruchtjoghurt ab 3.5% Fett,<br><br><br>Saure Sahne, Schmand, Sahne<br>Crème fraîche ab 10% Fett<br>Käse ab 30% Fett i.d.Tr.<br>Pudding, Kakao mehr als 1.5% Fett |

**OBELDICKS/Arbeitsblatt: Ernährungskurs V/Therapeut/KJ 7-14 Jahre/Eltern**

## Das Ampelsystem: Das alles darf ich essen

| Grün ○<br>*Prima! Okay bei Hunger* | Gelb ◒<br>*Nicht zu viel* | Rot ●<br>*Stopp! Selten und wenig* |
|---|---|---|
| **Fleisch, Wurstwaren, Fisch** | | |
| | Putenschnitzel, Putenbrust, Hähnchenbrust<br>Hähnchen ohne Haut<br>Schweinefilet<br>Kalbssteak<br>Schaschlik<br>Rinderfilet, Tatar<br>Geflügelbrühwürstchen bis 15% Fett<br>Geflügelbratwurst bis 15% Fett<br>Gek. u. roher Schinken ohne Fettrand<br>Cornedbeef, 50% fettreduzierte Wurst<br>Geflügelaufschnitt bis 15% Fett<br>Roastbeef<br>Aspikaufschnitt mager<br><br>Fettarmer Seefisch: z.B. Seelachs, Kabeljau<br>Scholle, Schellfisch<br>Thunfisch in Wasser<br>Fischstäbchen im Backofen zubereitet | Hühnerfrikassee<br>Hähnchenschenkel, 1/2 Hähnchen<br>Schweinesteak, -kotelett<br>Kalbsrollbraten<br>paniertes Fleisch<br>Hackfleisch Rind/Schwein<br>Rindswurst, Bratwurst, Currywurst<br><br>Schinkenspeck, Speck, Bauchfleisch<br>Leberkäse, Fleischkäse, Leberwurst<br>Salami, Teewurst, Mettwurst, Rotwurst<br>Mortadella, Lyoner, Gelbwurst<br>Fleischwurst. Blutwurst, Zungenwurst<br><br>Hering,  Lachs<br>Räucherfisch<br>Thunfisch in Öl, TK Fisch mit Soßen<br>panierter Fisch,  Fischstäbchen |
| **Eier und Eierspeisen** | | |
| | Gekochtes Ei<br>Spiegelei und Rührei ohne Fett<br>Pfannkuchen fettarm zubereitet | Eier gebraten mit Fett<br>Rühreier mit Speck oder Würstchen |
| **Fette und Öle** | | |
| | Halbfettmargarine<br><br>Mayonnaise bis zu  50% Fett | Butter, Margarine<br>Speiseöl (möglichst Rapsöl u. Olivenöl)<br>Mayonnaise, Remoulade |
| **Kuchen, Süßigkeiten und Knabbereien** | | |
| Vollkornreiswaffeln<br><br>Kaugummi<br>selbsthergestelltes Eis aus Saftschorle | Hefekuchen mit Obst ohne Streußel<br>Biskuitkuchen mit Obst<br><br>Rosinenbrötchen<br>Hefeteighörnchen<br>Russisch Brot<br>After Eight<br>Fruchtgummi und Lakritze<br>Bonbons, Kaubonbons, Lutscher<br>Marshmallows und Schaumzucker<br>Wassereis: Calippo, Capri<br><br>Salzstangen und Brezel, Popcorn<br>Grissini | Sahnetorte<br>Rührteigkuchen, Blätterteig, Stückchen, Teilchen<br>Berliner, Krapfen, Doughnuts<br>Waffeln<br><br>Kekse, Schokoriegel, Müsliriegel<br><br><br><br>Eiscreme z.B.: Magnum, Cornetto, Nogger<br>Milcheis, Fruchteis<br>Chips, Erdnussflips u.s.w.<br>Tuc |
| **Fertigprodukte, Fast food** | | |
| Salate mit fettarmem Dressing | Hamburger<br>Pizza ohne Salami, mit Gemüse, vegetarisch<br>Frühlingsrolle<br>Spaghetti mit Tomatensoße<br>Tortellini ohne Sahnesoße<br>Chinesisches Essen ohne Panade<br>5 Minuten Terrine, fettarme Suppen<br>Tomatenketchup | Cheeseburger, Big Mäc usw.<br>Gyros, Döner<br><br>Pizza mit Salami usw.<br>Fischfrikadelle, Bismark-Hering-Brötchen<br>Chicken Nuggets, Hot dog<br>Crêpes |

**OBELDICKS/Arbeitsblatt: Ernährungskurs VI/Therapeut**

## Ampelratespiel

### Anleitung:

Die Teilnehmer setzen sich in einem Kreis auf den Boden. Der Reihe nach wird ein Ball mit den Füßen an den jeweiligen linken Nachbarn weitergegeben in Kombination mit der Nennung eines Lebensmittels aus dem roten Ampelbereich z. B. Sahne. Der Endbuchstabe des roten Lebensmittels ist nun wiederum für den linken Nachbarn der Anfangsbuchstabe für die Bildung eines neuen Lebensmittel aus dem roten Ampelbereich.

Mit dem neuen Wort wird der Ball wiederum an den nächsten linken Nachbarn weitergegeben.

### Spielvariation:

- Das Spiel kann solange fortgeführt werden, bis den Teilnehmern keine Anfangsbuchstaben roter Lebensmittel mehr einfallen oder der Anfangsbuchstabe schon zu häufig genannt wurde. Daraufhin kann dann das Spiel mit dem gelben oder grünen Ampelfarbenbereich weitergeführt werden.

- Für Fortgeschrittene kann das Spiel modifiziert werden, indem der Ballwerfer ein Lebensmittel aus dem roten Bereich nennt und der Fänger eine Alternative aus dem gelben oder grünen Bereich nennt.

OBELDICKS/Arbeitsblatt: Ernährungskurs VII/KJ 7-14

# Wochenkreis

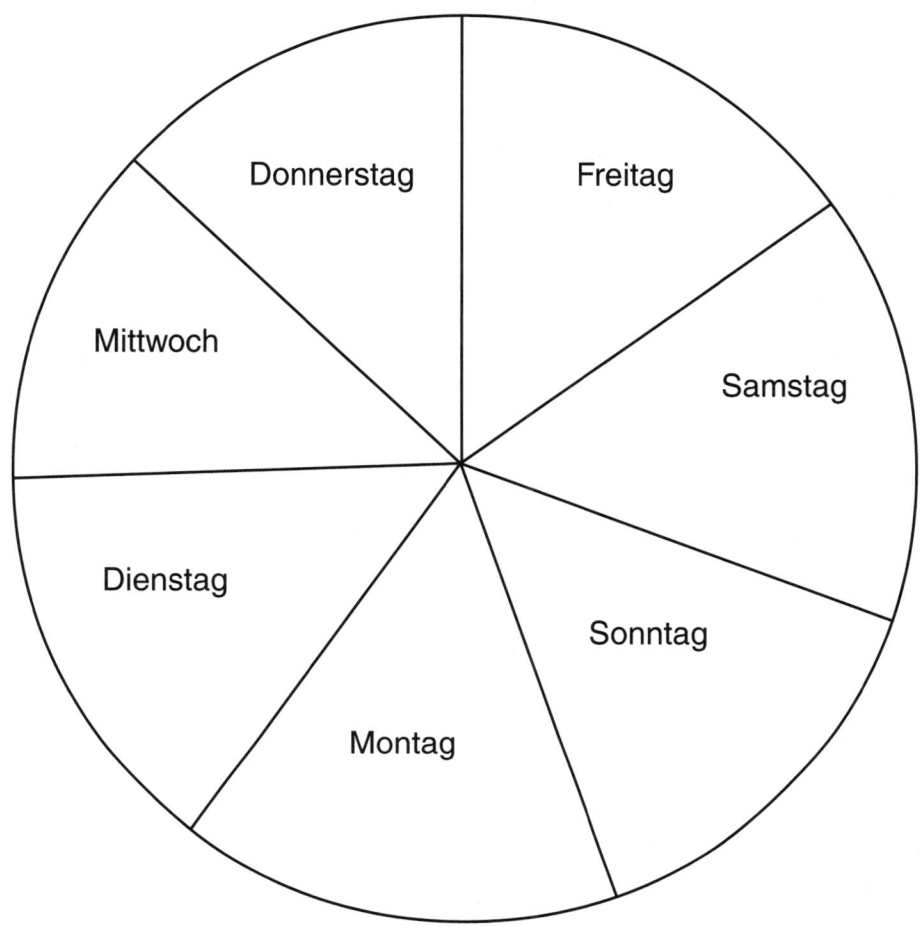

## Anleitung:

1. Jeden Tag die **warme Mahlzeit** (Mittag- oder Abendessen), die Du gegessen hast, in das Feld eintragen.

2. Die Mahlzeit den Ampelfarben rot, gelb oder grün zuordnen, indem sie entsprechend angemalt wird z. B.: Putenschnitzel unpaniert (= gelb) mit Pommes aus der Friteuse (= rot) und Salat (= grün)!

3. Jeden Tag den Snack aufschreiben, bei dem Du meinst, dass er am ehesten zur Ampelfarbe „Rot" gehört (z. B. Eiscreme, Schokoladenkekse)

4. Ab dem Alter von 11 Jahren sucht ihr bitte die warme Mahlzeit und den Snack im Handbuch „Kalorien mundgerecht" nach den Kalorien (kcal) und dem Fettgehalt (in g) heraus und schreibt diese dazu z. B.:
   Putenschnitzel unpaniert (= gelb)    kcal= 130 in 125 g,    Fett = 1 g in 125 g
   Pommes a. d. Friteuse (= rot)    kcal = 320 in 150 g,    Fett = 13 g in 150 g
   Portion grüner Salat (= grün)    kcal = 5 in 50 g,    Fett = 0 g in 150 g

## Obstsalat

**Du brauchst dazu** (für 4 Personen):

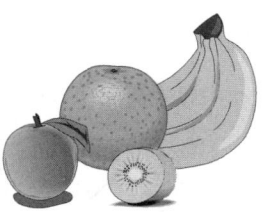

- 2 Apfelsinen, 2 Kiwis, 1 Birne

- 2 Bananen, 2 Äpfel, 3 EL Haferflocken

- etwas Zitronensaft, 2 EL gehackte Haselnüsse

**So wird's gemacht:**

1. Das Obst schälen und klein schneiden, in eine Glasschale geben und mit Zitronensaft überträufeln.

2. Haferflocken und gehackte Haselnüsse in eine nicht gefettete Pfanne geben und bei mittlerer Temperatur (Stufe 5 bzw. 2) leicht rösten.

3. Haferflocken-/Haselnussmischung über den Obstsalat streuen und servieren.

## Quark-Dipps

**Du brauchst dazu** (für 4 Personen):

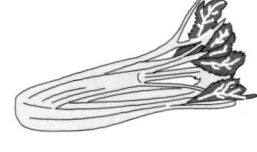

- 500 g Magerquark, etwas fettarme Milch zum Glattrühren

- Jodsalz, Pfeffer, Paprika, Knoblauch, Zwiebelsalz

- je 1 Bund Petersilie, Schnittlauch, Dill und Radieschen

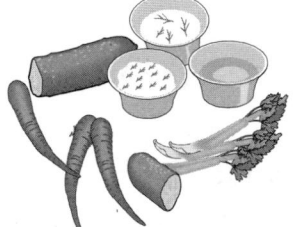

- zum Dippen: Möhren, 1 kleine Gurke, 1 Kohlrabi oder 1 Paprikaschote

**So wird's gemacht:**

1. Fülle den Magerquark (500 g) in eine Schale.

2. Gib dann soviel Milch dazu, bis der Quark schön weich ist.

3. Fülle den angerührten Quark in 3 kleine Schälchen.

4. Schneide Petersilie, Schnittlauch, Dill und Radieschen in kleine Stückchen

5. Gib Petersilie und Schnittlauch in das erste Schälchen, Dill in das zweite Schälchen und Radieschen in das dritte Schälchen. Jetzt kannst Du den Quark in den jeweiligen Schälchen richtig mischen.

6. Du kannst den Quark dann mit Salz, Pfeffer, Paprika und Knoblauch würzen.

7. Nach Waschen und Putzen schneide Karotten, Paprika und Gurke in Streifen.

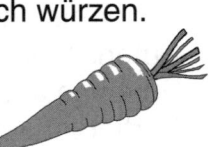

OBELDICKS/Arbeitsblatt: Ernährungskurs IX/KJ 7-14

## Power-Burger

**Du brauchst dazu** (für 4 Burger):

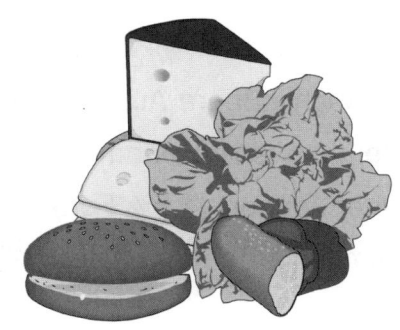

- 4 Vollkornbrötchen, 4 Salatblätter
- 1 Stück Gurke, 1 rote oder gelbe Paprika (oder Tomate), etwas Tomatenmark
- 4 halbe Scheiben Käse 30% Fett i. Tr.

**So wird's gemacht:**

1. Gurke, Paprika (od. Tomate) und Salat gründlich waschen.
2. Die Gurke in dünne Scheiben schneiden (ca. 12 Scheiben).
3. Die Paprikaschote in 8 Ringe schneiden und dabei von den Kernen befreien (bzw. die Tomate in Scheiben schneiden).
4. Das Vollkornbrötchen aufschneiden. Die untere Hälfte mit etwas Tomatenmark bestreichen. Danach mit 1 Salatblatt, 1/2 Scheibe Käse, 3 Gurkenscheiben und Paprikaringen (Tomatenscheiben) belegen. Das Brötchen zuklappen und fertig ist der Power Burger.

## Bananen-Mix-Milch

**Du brauchst dazu** (für 4 Personen):

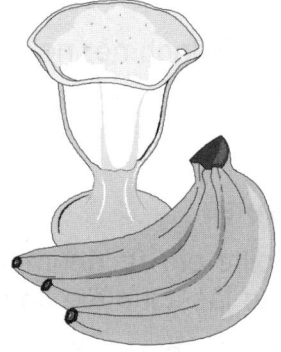

- 2 **reife** Bananen, Saft einer Zitrone
- 1 Liter fettarme Milch (1,5 % Fett), ½ Liter Buttermilch

**So wird's gemacht:**

1. Obst schälen, in kleine Stücke schneiden und in Rührschüssel geben.
2. **Etwas** von der Milch zum Obst geben und mit dem Handrührgerät oder dem Pürierstab erst auf kleinster Stufe und dann unter vorsichtigem erhöhen der Stufe pürieren.
3. Die restliche Milch und die gesamte Buttermilch **vorsichtig** dazugeben und auf kleinster Stufe vermischen.
4. Die Zitrone auspressen und ebenfalls mit der Milch vermischen.
5. Anschließend die Mix-Milch in Gläser füllen und schön verzieren!

OBELDICKS/Arbeitsblatt: Ernährungskurs X/Therapeut

## Das Auge schmeckt mit!

## Material

- 2 fest verschließbare Aufbewahrungsdosen
- Teelöffel (je nach Teilnehmerzahl, plus 2 Teelöffel zum Auffüllen)
- Fettarmer Joghurt (1,5% Fett) oder Magerquark
- Lebensmittelfarbe (am besten rot)

## Vorbereitung

- Die Joghurts mit einer Nummer verschlüsseln, Zuordnung auf einem Zettel notieren und auf Etiketten schreiben, die man auf die jeweilige Dose klebt
- Den Joghurt zu gleichen Teilen in die Aufbewahrungsdosen geben. Beide etwas zuckern, unter einen der beiden Joghurts so viel Lebensmittelfarbe rühren, dass eine kräftige Färbung entsteht,
- Dosen schließen und kühl lagern

## Spielverlauf

- Die Teilnehmer setzen sich an einen Tisch und jeder bekommt einen Teelöffel
- Beide Joghurts werden nacheinander verkostet. Aus hygienischen Gründen gibt der Kursleiter den Joghurt mit einem Löffel auf die Probierlöffel
- Die Teilnehmer nennen ihren Favoriten
- Die Teilnehmer werden über die Inhalte der Joghurts aufgeklärt

## Hinweise

- Sollte ein Teilnehmer die Täuschung nicht glauben, verbindet man ihm die Augen und lässt ihn die Joghurts nochmals probieren
- Der Joghurt sollte nur leicht gezuckert werden (auf 150 g ca. 1 Teelöffel)

**OBELDICKS/Arbeitsblatt: Ernährungskurs XI/KJ 7-14**

## Deko-Tipps

 Dekorieren macht viel Spaß !!!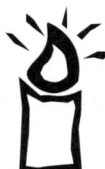

- Stell ein paar Blumen auf den Tisch oder streue Blumenblätter über den Tisch.

- Schau mal, ob Ihr Kerzen oder Teelichter zu Hause habt. Mit Kerzenlicht schaffst Du eine ruhige und entspannende Atmosphäre.

- Du kannst Dinge aus der Natur benutzen und so den Tisch jahreszeitlich gestalten. Im Herbst kannst Du Blätter oder Kastanien sammeln, im Frühling und Sommer Wiesenblumen und im Winter Tannenzweige.

- Schau doch mal Deine Bastelsachen durch. Vielleicht fällt Dir etwas Brauchbares in die Hände.

- Du kannst die Dekoration einem bestimmten Anlass anpassen. An Karneval oder auf einem Kindergeburtstag kannst Du zum Beispiel Luftschlangen auf dem Tisch verteilen.

- Eine Tischdecke solltet Ihr nicht vergessen.

- Denke an Servietten. Du könntest aus Pappe einen Serviettenring basteln.

- Ganz besonders schön wird die Mahlzeit, wenn Du die Speisen schön in Schüsseln oder auf Platten anrichtest.

- Denk auch daran, das Geschirr, Besteck und die Gläser richtig einzudecken.

**Deiner Fantasie sind keine Grenzen gesetzt!**

**Überrasch deine Eltern und Geschwister doch mal mit einer tollen Tisch-Deko!**

**OBELDICKS/Arbeitsblatt: Ernährungskurs XII/Therapeut**

# Ja-Nein-Spiel

Die Kinder sitzen sich gegenüber in einer Stuhlreihe. Links und rechts steht ein Ja- bzw. ein Nein-Stuhl. Die Kinder werden von 1 bis 3 nummeriert. Dann wird eine Frage gestellt, die entweder mit Ja oder mit Nein beantwortet werden kann. Sofort im Anschluss wird eine Zahl von 1 bis 3 aufgerufen. Die Kinder mit dieser Nummer müssen sich ganz schnell die richtige Antwort überlegen und zu dem jeweiligen Stuhl rennen. Wer als erstes auf dem Stuhl mit der richtigen Antwort sitzt, dessen Mannschaft hat gewonnen.

**Fragen:**

| | | |
|---|---|---|
| 1. | Hat Wassereis mehr Kalorien als ein Magnum? | Nr. 2 (NEIN) |
| 2. | Hat eine Currywurst mehr Kalorien als ein Hamburger? | Nr. 1 (JA) |
| 3. | Hat ein Käsekuchen mehr Fett als ein Obstkuchen? | Nr. 3 (JA) |
| 4. | Weißbrot ist ein grünes Lebensmittel! | Nr. 1 (NEIN) |
| 5. | Pommes sind ein rotes Lebensmittel! | Nr. 2 (JA) |
| 6. | Hat Butter genausoviel Fett wie Margarine? | Nr. 1 (JA) |
| 7. | Ist es gut Milch zu trinken, wenn man Durst hat? | Nr. 3 (NEIN) |
| 8. | Kinderschokolade ist gesünder als andere Schokolade! | Nr. 3 (NEIN) |
| 9. | Vollmilch enthält mehr Fett als Buttermilch! | Nr. 2 (JA) |
| 10. | Sind in einer Dose Cola mehr als fünf Stücke Zucker? | Nr. 1 (JA) |
| 11. | Zucker enthält viele lebenswichtige Vitamine! | Nr. 2 (NEIN) |
| 12. | Gemüsepizza mit VK-Teig ist ein gelbes Lebensmittel? | Nr. 3 (JA) |
| 13. | Ist Ketchup eine gute Alternative für Mayonnaise? | Nr. 2 (JA) |
| 14. | Hat Mortadella einen höheren Fettgehalt als Mettwurst? | Nr. 1 (NEIN) |
| 15. | Ist Capri Sonne ein rotes Lebensmittel | Nr. 3 (JA) |
| 16. | Ist Vollkornbrot ein grünes Lebensmittel? | Nr. 1 (JA) |
| 17. | Ist Nutella aus dem roten Ampelbereich? | Nr. 2 (JA) |
| 18. | Helle Nudeln machen satter als Vollkornnudeln? | Nr. 3 (NEIN) |
| 19. | Gehört 1,5% Milch in den grünen Ampelbereich? | Nr. 1 (NEIN) |
| 20. | Sind gekochte Salzkartoffeln ein grünes Lebensmittel? | Nr. 3 (JA) |

**OBELDICKS/Arbeitsblatt: Ernährungskurs XIII/Therapeut**

# Reiseratespiel

## Spielablauf:

Die Kinder bilden jeweils Gruppen zu 2 bis 3 Teilnehmern und stellen sich an einem Startpunkt auf. 5 Ratestationen müssen nacheinander durchlaufen werden. Zu jeder Ratestation wird ein anderer Bewegungsablauf durchgeführt. Gewonnen hat die Gruppe, die als erste alle 5 Ratestationen erreicht.

- Zum 1. Punkt hüpft man auf einem Bein.
- Zum 2. Punkt läuft man rückwärts auf einer Linie entlang.
- Zum 3. Punkt läuft man auf allen Vieren.
- Zum 4. Punkt wird ein Ball zwischen den Rücken zweier Kinder geklemmt, gemeinsam müssen sie zum nächsten Punkt gehen, ohne den Ball dabei zu verlieren.
- Zum 5. Punkt wird wie ein Frosch gehüpft.

Um zu den jeweiligen Punkten zu gelangen, wird den Gruppen eine Frage zum Ampelsystem gestellt. Zu einigen Fragen werden mehrere Antworten vorgegeben. Die Kinder müssen erst ganz genau zuhören und die Frage mit den entsprechenden Antworten vom Kursleiter komplett vorlesen lassen, bevor sie antworten. Die Gruppe, die die Frage als erste richtig beantworten kann, darf eine jeweilige Ratestation bereisen.

## Beispiele für Fragen, die zum Ziel führen:

1. Welche der drei folgenden Wurstsorten hat den höchsten Fettgehalt?
   a) Mettwurst  b) Putenwurst  c) Mortadella          *Mettwurst*

2. Ist ein Hamburger ein rotes oder gelbes Lebensmittel?    *gelbes Lebensmittel*

3. Hat Butter mehr Kalorien als Margarine?          *gleich viele Kalorien*

4. Will sehen wer das weiß, es brennt und ist nicht heiß?    *Brennnessel*

6. Wozu gehören die Backofenpommes zu rot oder gelb?     gelb

7. Welches Getränk solltest Du trinken, wenn Du Durst hast?
   a) Milch  b) Mineralwasser  c) Orangensaft         *Mineralwasser*

8. Wie viele Stücke Würfelzucker sind wohl in einer      *etwa 12 Stücke*
   Dose Cola oder Limo enthalten? 2, 7 oder 12 Stück

9. Was ist besser ein Milcheis oder ein Wassereis?      *Wassereis*

10. Nenne eine gelbe Alternative für Salami!          *z. B. Geflügelwurst, Kochschinken*

11. Ist Kinderschokolade gesünder als andere Schokolade?    *Nein*

OBELDICKS/Arbeitsblatt: Ernährungskurs XIV/KJ 7-14 Jahre

## Fettgehalt und Ampelfarbe verschiedener Lebensmittel

| Lebensmittelgruppe | Produkt | Fett-gehalt | Ampel-farbe |
|---|---|---|---|
| 1. Milch und Milch-produkte | Sahne-Joghurt 10% Fett 150 g | 15 g | |
| | „Der leckere Fruchtige" 1,5% Fett 125 g | 2 g | |
| 2. Fette u. Öle Eier und Eierprodukte | gekochtes Ei 58-60 g | 6 g | |
| | Rührei mit gekochtem Schinken 100 g | 13 g | |
| 3. Fleisch/Fleisch-waren Eierprodukte | Bratwurst vom Schwein 150 g | 43 g | |
| | Putenbrust/Putenschnitzel 125 g | 1 g | |
| 4. Gemüse, Obst, Salat, Kartoffeln | Karottensalat 100 g | 0 g | |
| | Kartoffeln, ohne Schale, gekocht 200 g | 0 g | |
| | Kartoffelchips, ölgeröstet, 50 g | 20 g | |
| | Birne, mittelgroß, 125-150 g | 0 g | |
| 5. Brot, Kuchen, Eis und Süßigkeiten | Blätterteig-, Butterhörnchen, Croissant, 45 g | 12 g | |
| | Graubrot, Roggenbrot, 45 g | 0 g | |
| | Nuss-Nougat-Crème, 20 g | 6 g | |
| | Marmorkuchen, 70 g | 12 g | |
| | Pflaumenkuchen (Hefeteig), 100 g | 3 g | |
| | 1 Magnum Classic | 20 g | |
| | 1 Capri Eis | 0 g | |
| | Weingummi, 10 g | 0 g | |
| 6. Getränke | Trinkschokolade 150 ml | 11 g | |
| | Apfelsaft 200 ml | 0 g | |

OBELDICKS/Arbeitsblatt: Ernährungskurs XV/Therapeut

# Fettratespiel

## Ablauf des Spiels:

Zu Beginn werden insgesamt zwei Spielgruppen aus den gesamten Teilnehmern gebildet (jeweils 3 bis 4 Gruppenteilnehmer). Jede Gruppe erhält einen Zettel mit 10 bis 14 Lebensmitteln aus den verschiedenen Lebensmittelgruppen, die den genauen Namen des Lebensmittels, Gewicht oder Portion beinhalten. Die jeweiligen Gruppen erhalten die Aufgabe, für jedes Lebensmittel im Handbuch „Kalorien mundgerecht" den Fett- und Kaloriengehalt herauszusuchen und die Angaben dann neben dem jeweiligen Lebensmittel zu notieren. Ist diese Aufgabe von allen Gruppenteilnehmern erledigt, sucht sich jede Gruppe fünf Lebensmittel aus den Angeboten heraus, die sie für das Fett-Erraten als besonders schwierig empfinden.

Jede Gruppe stellt in Form einer Frage abwechselnd eines der fünf ausgesuchten Lebensmittel der gegnerischen Gruppe vor, die daraufhin die Aufgabe hat, den Fettgehalt zu erraten. Der Kursleiter schreibt die jeweiligen Tipp der Gruppe an eine Tafel, um sie im nachhinein gemeinsam mit den jeweiligen Gruppen aufzulösen. Nachdem jede Gruppe ihre fünf Fettrate-Lebensmittel genannt hat und ein jeweiliger Tipp dazu abgegeben wurde, werden die Antworten auf ihre Richtigkeit hin überprüft. Hat die jeweils gegnerische Gruppe den Fettgehalt des genannten Lebensmittels richtig erraten, erhält sie einen Punkt. Rät sie jedoch falsch, erhält die Fragesteller-Gruppe den Punkt. Am Ende des Ratespiels werden die Punkte zusammengerechnet und die Fettrate-Siegergruppe erkoren.

## Aufgaben Gruppe I:
– Sahne Joghurt mit Frucht 150 g, Kräuterquark 10% Fett 100 g
– Bratwurst vom Schwein 150 g, Schweinefleisch ohne Panade 125 g
– Kartoffelsalat 250 g, Kartoffelbrei selbst gemacht 200 g
– Ravioli, verzehrsfertig 250 g, Big Mäc pro Stück 212 g
– Schwarzwälder Kirschtorte 140 g, Berliner pro Stück 60 g
– Solero Exotic pro Stück, Capri Eis pro Stück
– ein Ferrero Rocher 12 g, Weingummi 10 g

## Aufgaben Gruppe II:
– fettarmer Fruchtjoghurt 1,5% Fett 250 g, Buttermilch 1 Glas 200 ml
– Putenbrust/Putenschnitzel ohne Fett und Panade 125 g, Frikadellen 150 g
– Pommes Frites (McDonald's) 150 g, Kartoffeln gekocht 200 g
– Lasagne Bolognese 400 g, Hamburger pro Stück 103 g
– Schokoladen Sahne Torte 120 g, Obstkuchen (Hefeteig) 100 g
– ein Calippo Orange, ein Cornetto Erdbeer
– ein Mars 60 g, Geleefrüchte 50 g

OBELDICKS/Arbeitsblatt: Ernährungskurs XVI/Therapeut

## Auflösung für das Fettratespiel

| Gruppe 1 | Handbuch „Kalorien mundgerecht" | | |
|---|---|---|---|
| **1. Milch- und Milchprodukte** | **Seite** | **Fettgehalt in g** | **Kalorien** |
| Sahne Joghurt mit Frucht 150 g | S. 48 | 13 g | 215 |
| Kräuterquark 10% Fett 100 g | S. 50 | 2 g | 90 |
| **2. Fleisch** | | | |
| Bratwurst vom Schwein 150 g | S. 74 | 43 g | 460 |
| Schweinefleisch 125 g ohne Fett | S. 70 | 1 g | 130 |
| **3. Kartoffeln und Kartoffelgerichte** | | | |
| Kartoffelsalat 250 g | S. 106 | 6 g | 210 |
| Kartoffelbrei selbst gemacht 200 g | S. 104 | 4 g | 150 |
| **4. Getreidezubereitungen/Beilagen, Burger** | | | |
| Ravioli, verzehrsfertig 250 g | S. 126 | 7 g | 220 |
| Big Mäc pro Stück = 212 g | S. 138 | 26 g | 505 |
| **5. Backwaren** | | | |
| Schwarzwälder Kirschtorte 140 g | S. 146 | 20 g | 440 |
| Berliner pro Stück = 60 g | S. 146 | 8 g | 190 |
| **6. Eis** | | | |
| Solero Exotic pro Stück | S. 194 | 4 g | 120 |
| Capri Eis pro Stück | S. 192 | 0 g | 55 |
| **7. Süßwaren** | | | |
| ein Ferrero Rocher = 12 g | S. 202 | 5 g | 75 |
| Weingummi 10 g | S. 208 | 0 g | 35 |
| **Gruppe 2** | Handbuch „Kalorien mundgerecht" | | |
| **1. Milch- und Milchprodukte** | **Seite** | **Fettgehalt in g** | **Kalorien** |
| Der Fruchtige 1,5% Fett 250 g | S. 48 | 2 g | 145 |
| Buttermilch 1 Glas | S. 44 | 1 g | 75 |
| **2. Fleisch** | | | |
| Putenschnitzel ohne Fett und Panade | S. 80 | 1 g | 130 |
| Frikadellen 150 g | S. 72 | 15 g | 280 |
| **3. Kartoffeln und Kartoffelgerichte** | | | |
| Pommes Frites frittiert 1 Portion 150 g | S. 106 | 17 g | 320 |
| Kartoffeln gekocht 200 g | S. 104 | 0 g | 140 |
| **4. Getreidezubereitungen und Beilagen, Burger** | | | |
| Lasagne Bolognese 400 g | S. 176 | 22 g | 570 |
| Hamburger pro Stück = 103 g | S. 138 | 9 g | 255 |
| **5. Backwaren** | | | |
| Schokoladen Sahne Torte pro Stück = 120 g | S. 146 | 36 g | 470 |
| Obstkuchen (Hefeteig) pro Stück = 100 g | S. 144 | 4 g | 170 |
| **6. Eis** | | | |
| Calippo Orange | S. 192 | 0 g | 100 |
| Cornetto Erdbeer | S. 192 | 8 g | 190 |
| **7. Süßwaren** | | | |
| ein Mars 60 g | S. 206 | 11 g | 275 |
| Geleefrüchte 50 g | S. 204 | 0 g | 170 |

OBELDICKS/Arbeitsblatt: Ernährungskurs XVII/Therapeut

## Zuckerratespiel

**Wie viel Stück Würfelzucker sind in ...???**

|  | Lösung |
|---|:---:|
| • 1 Tafel Schokolade (100 g) | 20 |
| • 2 Teelöffel Nutella (20 g) | 4 |
| • 1 Dose Coca-Cola (330 ml) | 12 |
| • 1 Portion Smacks (30 g) | 6 |
| • 1 Becher Fruchtjoghurt (200 g) | 9 |
| • 1 Tüte Capri-Sonne (200 ml) | 8 |
| • 1 Flasche Ketchup (400 g) | 40 |
| • 1 Negerkuss (20 g) | 5 |
| • 2 Esslöffel Instantkakaopulver (20 g) | 5 |
| • 2 Esslöffel Zitronenteepulver (20 g) | 6 |
| • 1 Milchschnitte (30 g) | 2 |
| • 1 Hanuta (25 g) | 3 |
| • 1 Mars (60 g) | 14 |
| • 1 Tüte Gummibärchen (100 g) | 25 |

**OBELDICKS/Arbeitsblatt: Ernährungskurs XVIII/Therapeut**

# Die Schokoladen-Übung

## Materialien

- Für jeden Teilnehmer zwei Stückchen gut schmelzende Vollmilchschokolade

## Vorbereitung

- Schokolade in Stücke brechen

## Spielverlauf

- Die Teilnehmer sitzen entspannt in einem Stuhlkreis

- Man schafft eine ruhige vertrauensvolle Atmosphäre und erklärt die Spielregeln: Ruhe während des Experiments, keine Unterhaltungen

- Die Teilnehmer nehmen eine für sich entspannte Haltung ein

- Jeder Teilnehmer erhält zwei Stückchen Schokolade

- Der Kursleiter liest den folgenden Text langsam vor. Punkte oder Klammern im Text bedeuten Lesepausen. In den Klammern stehen Zahlen, bis zu denen der Kursleiter leise zählt, bevor er laut weiter liest

## Text

Legt die Stückchen Schokolade direkt vor Euch hin. Setzt Euch bequem auf den Stuhl und sucht mit den Augen einen Punkt auf den Boden vor Euch. Hört Euch die Geräusche im Raum an. ... (*bis 20 zählen*)

Atmet zweimal tief ein und aus. ... Versucht jetzt, die Augen zu schließen. Träumt vor Euch hin! ... Ihr seid auf einer Schokoladen-Insel. Seht sie Euch genau an. Auf dieser Insel ist alles aus Schokolade: Blumen aus Pralinen, Sand aus Schokostreuseln, ein Meer aus Kakao. ...

Man darf alles essen – aber nur ganz langsam. ... (*bis 40 zählen*)

Legt ein Stück Schokolade auf den Handrücken und riecht daran. ... Wie riecht es? ... (bis 30 zählen)

Befeuchtet Eure Lippen. Bestreicht Eure Lippen mit der Schokolade. Leckt Eure Lippen ab. ... Wie schmeckt es? ... (*bis 30 zählen*)

Leckt etwas an dem Stück. ... Wie schmeckt das? ... (*bis 20 zählen*)

Nehmt die Schokolade jetzt in den Mund. Beißt nicht auf das Stück, sondern legt es unter die Zunge. ... (bis 20 zählen)

Schiebt das Stück mit der Zunge in die linke Wange. ... (*bis 20 zählen*)

Und jetzt in die rechte Wange. ... (*bis 20 zählen*)

Den Rest Schokolade lasst im Mund langsam schmelzen wie ein Bonbon. ... (*bis 30 zählen*)

Geht noch einmal den Weg des Schokoladenstückchens. ... Wo ist Eure Lieblingsecke? ... (*bis 30 zählen*)

Kommt langsam wieder von der Schokoladen-Insel zurück. Kommt mit Euren Gedanken in den Raum zurück. Öffnet die Augen! Räkelt und streckt Euch, als wenn Ihr gerade aufgestanden seid (Bewegung demonstrieren). Lasst Euch Zeit!

Zum Schluss könnt Ihr noch ein Stück Schokolade so schnell essen wie Ihr wollt.

**OBELDICKS/Arbeitsblatt: Ernährungskurs XIX/Therapeut**

# Die 5 täglichen Mahlzeiten in der Optimierten Mischkost

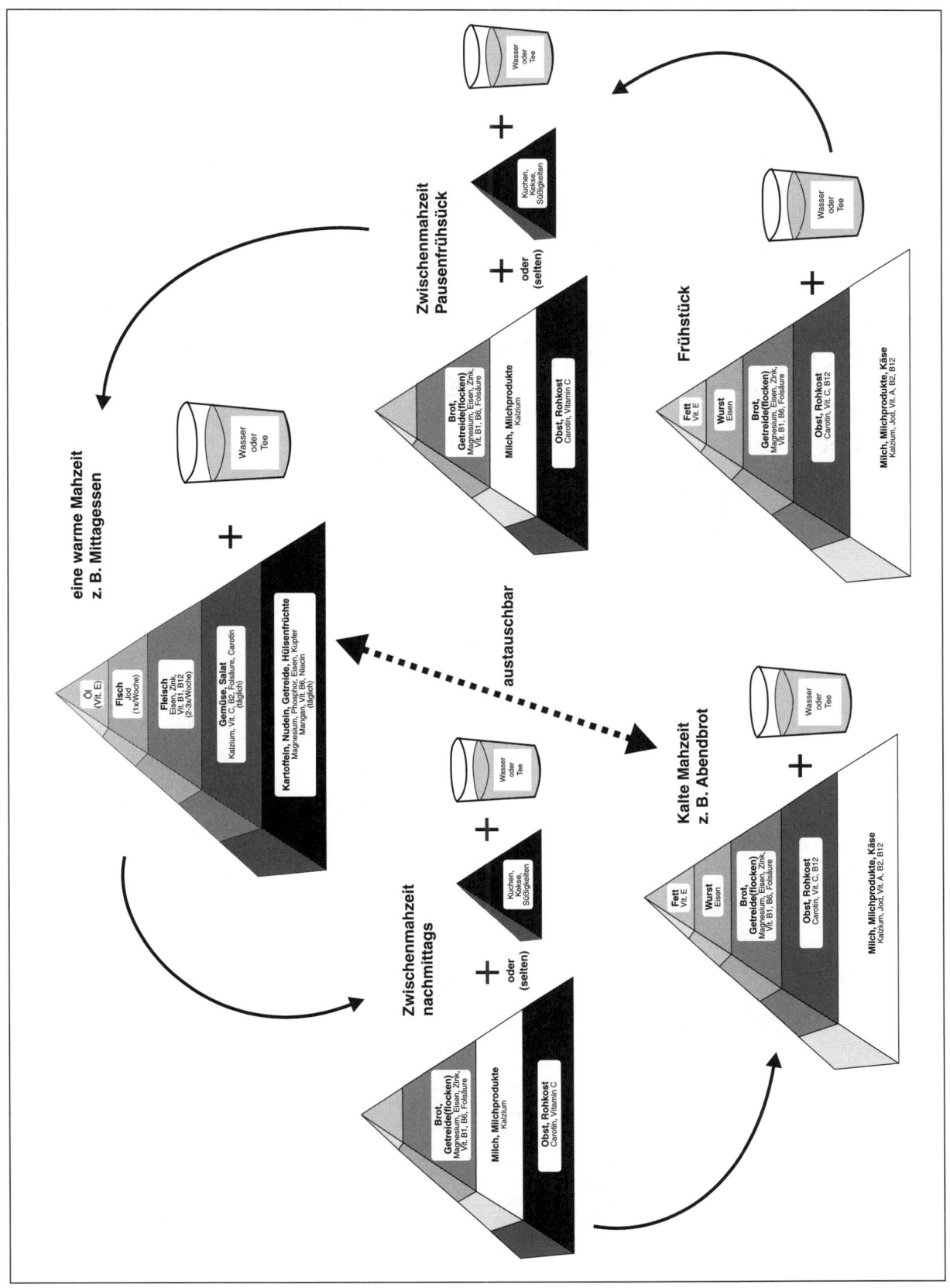

**OBELDICKS/Arbeitsblatt: Ernährungskurs XX/KJ 7-10**

## Drache

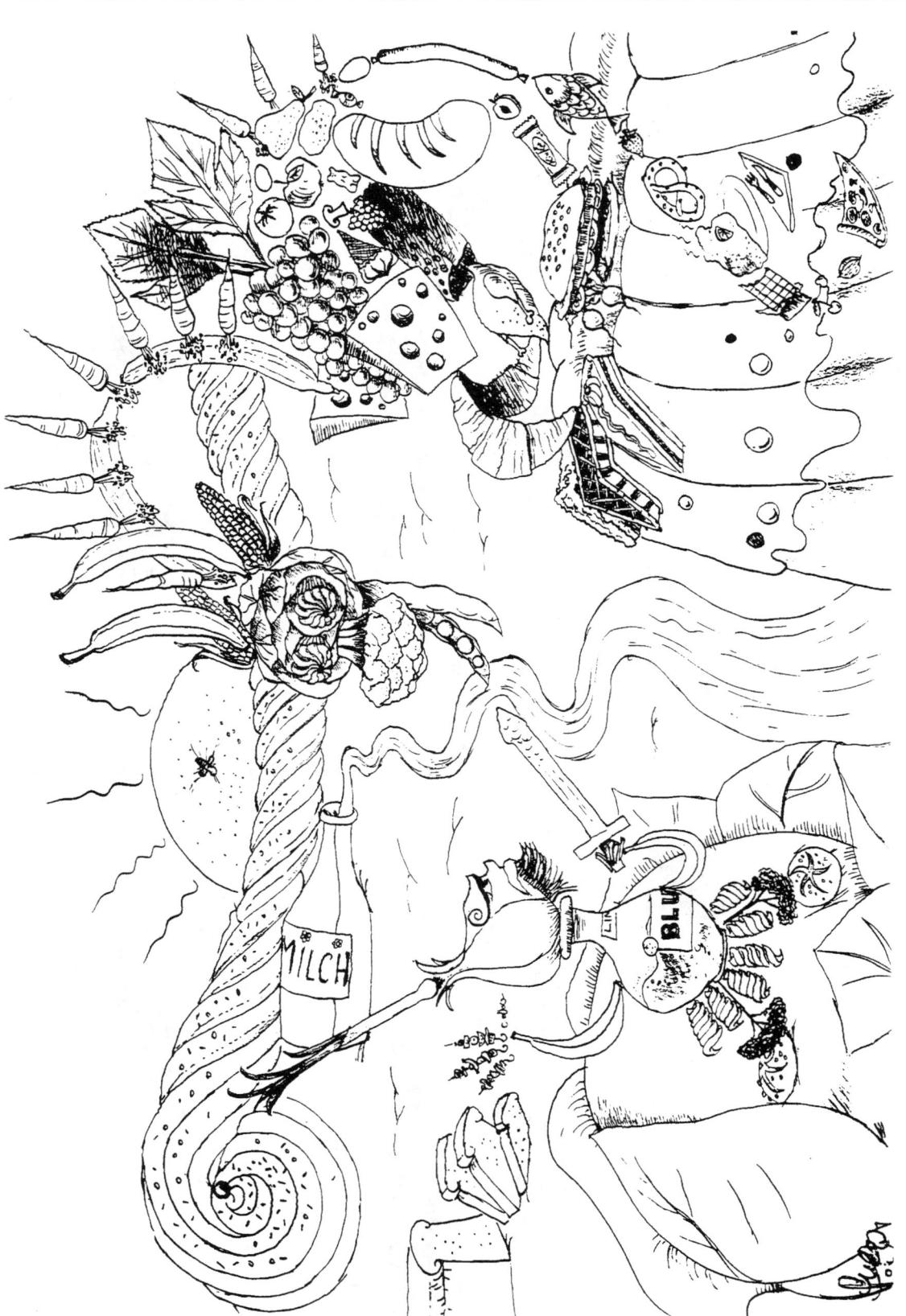

Mit freundlicher Genehmigung von H. Kolbe, Viktoriastift

# Thunfisch-Gemüsepizza

**Du brauchst dazu** (für 12 Stücke):

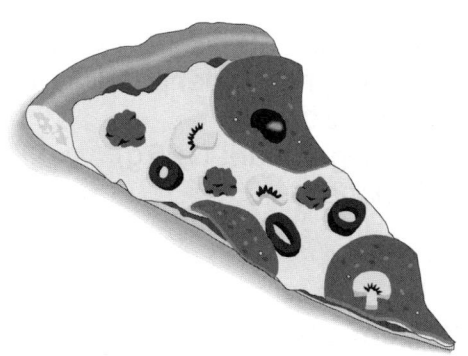

### Für den Teig:

- 500 g Weizenmehl, Type 1050
- 2 Päckchen Trockenhefe
- ca. 300 ml warmes Wasser
- 1 Esslöffel Öl
- 1 Prise Zucker
- ½ Teelöffel Jodsalz

### So wird's gemacht:

Das Mehl in eine Schüssel geben. Hefe, Wasser, Öl, Zucker und Salz hinzugeben und mit dem Knethaken solange rühren, bis der Teig sich vom Schüsselrand löst. Zugedeckt 30 Minuten gehen lassen, bis er ungefähr doppelt so hoch ist. Den Teig nochmals durchkneten und auf einem Blech mit Backpapier ausrollen.

### Für die Soße:

- 1 Dose Pizza-Tomaten (400 g)
- 3 Esslöffel Tomatenmark
- Oregano, Jodsalz, Pfeffer, Knoblauch

Aus diesen Zutaten eine Tomatensoße kochen, abkühlen lassen und auf dem Teig verteilen.

### Für den Belag:

- 1 Zwiebel
- 200 g Champignons
- 2 kleine Paprikaschoten
- 250 g Brokkoli, Spinat und/oder Zucchini
- 1 kleine Dose Mais
- 250 g geriebener Käse, 40% Fett
- 2 Dosen Thunfisch in Wasser

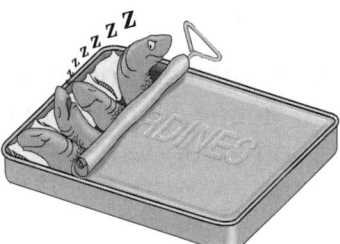

Zwiebeln, Champignons, Zucchini und Paprika klein schneiden, Brokkoli in Röschen teilen. Den Mais und den Thunfisch auf einem Sieb abtropfen lassen. Das Gemüse mit dem Thunfisch auf dem Teig verteilen, Käse darüber streuen und noch 10 Minuten gehen lassen.

Bei 220° C ca. 30 bis 40 Minuten backen (mittlere Schiene)

**OBELDICKS/Arbeitsblatt: Ernährungskurs XXII/KJ 7-14**

## Französische Schokoladencreme

**Du brauchst dazu** (für 6 Portionen):

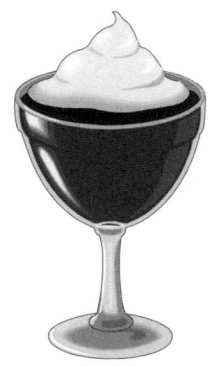

- ½ l Milch, 1,5 % Fett
- 1 Päckchen Schokoladenpuddingpulver
- 1 ½ Esslöffel Zucker
- 1 Becher Magerquark (125 g)
- 2 reife Bananen

**So wird's gemacht:**

Das Schokoladenpuddingpulver mit etwas kalter Milch anrühren. Die restliche Milch zum Erhitzen bringen. In die kochende Milch Zucker und angerührtes Puddingpulver einrühren und kurz aufkochen lassen. Abkühlen lassen, mit dem Quark verrühren und die in Stücke geschnittenen Bananen unterheben.

## Gurkensalat mit Gartenkräutern

**Du brauchst dazu** (für 6 Portionen):

- 1 ½ Salatgurken
- ½ Becher Joghurt 1,5 % Fett (75 g)
- ½ Becher saure Sahne 10 % Fett (75 g)
- ½ Bund Schnittlauch
- ½ Bund Dill
- Jodsalz und Pfeffer

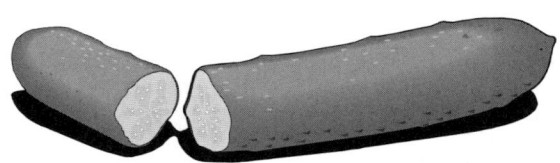

**So wird's gemacht:**

Gurken waschen, schälen und klein hobeln. Schnittlauch und Dill kleinschneiden und zu den Gurken geben. Joghurt und saure Sahne vermischen, mit Salz und Pfeffer abschmecken und unter den Salat heben.

**OBELDICKS/Arbeitsblatt: Ernährungskurs XXIII/KJ 7-14**

# Ratespiel
# Hunger, Appetit oder Sättigung ???

Du weißt ja jetzt, dass die Begriffe „Hunger, Appetit Sättigung und pappsatt" Signale Deines Körpers sind und dass sie völlig unterschiedliche Bedeutung haben.

Wir haben einige Aussagen verschiedener Personen gesammelt. Sie sagen Dir, ob die Personen Hunger oder Appetit haben oder satt oder pappsatt sind!

Schau Dir die Aussagen an und setze Dein Kreuz unter das zutreffende Körpersignal!

| | Hunger | Appetit | Sättigung | Pappsatt |
|---|---|---|---|---|
| 1. „Hm, wie das aus der Bäckerei duftet, da läuft mir glatt das Wasser im Mund zusammen! Hoffentlich gibt´s zu Hause nicht wieder Gemüse" | | | | |
| 2. „Ich kann mich nicht mehr konzentrieren beim Lernen, mein Magen knurrt und ich muss immer ans Essen denken." | | | | |
| 3. „Nach dem Sporttraining habe ich so viel Energie verbraucht, ich fühle mich total schlapp und muss sie wieder auffüllen." | | | | |
| 4. „Ich hab so viel und schnell gegessen, mir ist richtig schlecht." | | | | |
| 5. „Mir ist so langweilig, vielleicht sollte ich etwas Leckeres essen nicht so etwas wie Obst" | | | | |
| 6. „Nach dem Essen fühle ich mich richtig wohl." | | | | |
| 7. „Mein Bauch platzt. Ich glaub, das war zu viel." | | | | |

OBELDICKS/Arbeitsblatt: Ernährungskurs XXIV/KJ 7-14

## Auflösung des Ratespiels Hunger, Appetit oder Sättigung!

### Hunger haben Person 2 und 3.

- Die 2. Person hat sehr konzentriert gearbeitet und dabei das Essen vergessen. Doch sie merkt den Hunger noch früh genug, bevor es zu Heißhunger kommt.

- Die 3. Person hatte eine lange körperliche Belastung. Ihre Energiespeicher sind leer. Ihr Körper verlangt nach Energie und Nährstoffen. In solch einer Situation ist den meisten dann auch egal was sie essen. Hunger richtet sich nicht auf ein bestimmtes Lebensmittel aus. Achtung! Nicht zu viel aus dem roten Bereich essen!

### Pappsatt sind die Personen 4 und 7.

- Die 4. Person war anscheinend total ausgehungert. Der Körper benötigt dringend Energie und dies wird häufig durch zu schnelles und zu viel Essen beseitigt. Langsames Essen, gutes Kauen und zwischendurch Pausen machen verhindern ein „Pappsatt" Gefühl und der Körper kann rechtzeitig signalisieren, dass er satt ist. Dafür benötigt etwa 15-20 Minuten und die sollte man sich auch für eine Mahlzeit nehmen.

- Ähnlich ist es bei der 7. Person. Auch sie hat schnell gegessen. Jetzt geht es ihr schlecht, weil sie ebenfalls zu viel gegessen hat. Sie sollte sich unsere „Wohlfühl-Tricks" durchlesen!

- Wenn man pappsatt ist, hat man meist zu viel gegessen. Dies kann leicht zu Übergewicht führen.

### Appetit haben Person 1 und 5.

- Die 1. Person hat keinen Hunger, sie hat Appetit. Die duftenden Brötchen, eine duftende Pizza oder andere leckere Gerüche, die ihr unterwegs in die Nase strömen, haben ihr allerdings das Gefühl gegeben Hunger zu haben.

- Auch bei Langeweile wie bei der 5. Person kann man Appetit verspüren ohne Hunger zu haben.

- Wenn man ohne Hunger isst, kann dies leicht zu Übergewicht führen.

### Sättigung hat die Person 6.

- Die 6. Person hat nicht zu schnell gegessen und deshalb das Sättigungssignal frühzeitig gespürt. Sie fühlt sich nun wohl.

OBELDICKS/Arbeitsblatt: Ernährungskurs XV/KJ 11-14

# Beobachtungsbogen

**Beobachte Deinen Mahlzeitenrhythmus, Deine Essgeschwindigkeit und Deine Wahrnehmung der Signale Hunger, Appetit, Sättigung**

Lies die Aussagen durch und überlege wie stark sie auf Dich zutreffen!
– Trifft eine Aussage **gar nicht** zu, umkreise die **1**
– Trifft die Aussage **eher nicht** zu, umkreise die **2**
– Trifft die Aussage **ziemlich** zu, umkreise die **3**
– Trifft die Aussage **voll und ganz** zu, umkreise die **4**
– Anschließend ermittle die Summe der Zahlen!

## I. Aussagen zum Mahlzeitenrhythmus

| | | | | |
|---|---|---|---|---|
| Für eine Zwischenmahlzeit habe ich selten Lust oder Zeit. | 1 | 2 | 3 | 4 |
| Vor dem Mittag esse ich selten etwas. | 1 | 2 | 3 | 4 |
| Ich esse je nach Lust und Laune. An einem Tag fünfmal, am nächsten nur zweimal. | 1 | 2 | 3 | 4 |
| Ich esse meistens nur ein- bis zweimal am Tag, dafür dann aber richtig. | 1 | 2 | 3 | 4 |
| Zu Mittag esse ich etwas Kleines, damit ich abends dann so richtig zugreifen kann. | 1 | 2 | 3 | 4 |
| **Summe** | | | | |

## II. Aussagen zur Essgeschwindigkeit

| | | | | |
|---|---|---|---|---|
| Ich nehme mir meistens wenig Zeit zum Essen. | 1 | 2 | 3 | 4 |
| Während des Essens mache ich selten eine Pause. | 1 | 2 | 3 | 4 |
| Wenn ich mit anderen zusammen esse, bin ich meistens zuerst fertig. | 1 | 2 | 3 | 4 |
| Wenn ich lange nichts gegessen habe, kommt es vor, dass ich das Essen nur so hinunterschlinge. | 1 | 2 | 3 | 4 |
| Es passiert mir ab und zu, dass ich mich überesse und mich danach unwohl fühle. | 1 | 2 | 3 | 4 |
| **Summe** | | | | |

## III. Aussagen zur Wahrnehmung der Körpersignale

| | | | | |
|---|---|---|---|---|
| Bei großem Essensangebot, neige ich dazu sehr viel zu essen (z.B. bei einem Buffet). | 1 | 2 | 3 | 4 |
| Ich habe gelernt, den Teller auch dann leer zu essen, wenn ich schon satt bin und halte mich eigentlich immer daran. | 1 | 2 | 3 | 4 |
| Ich esse häufig einfach so, weil ich Lust auf etwas Bestimmtes habe. | 1 | 2 | 3 | 4 |
| Ich merke erst, dass ich hungrig bin, wenn mein Magen knurrt oder mir fast schwindlig wird. | 1 | 2 | 3 | 4 |
| Wenn ich esse, spüre ich kaum, ob ich satt bin oder noch Hunger habe. | 1 | 2 | 3 | 4 |
| **Summe** | | | | |

OBELDICKS/Arbeitsblatt: Ernährungskurs XXVI/KJ 11-14

# Auswertung des Beobachtungsbogens

## I. Aussagen zum Mahlzeitenrhythmus

Hast Du bei den Aussagen zu Deinem **Mahlzeitenrhythmus** mehr als **15** Punkte? Wenn ja, dann solltest Du Dir Gedanken über die **Häufigkeit Deiner Mahlzeiteneinnahme** machen!

Um den ganzen Tag in Schwung zu bleiben, solltest Du **mehrere**, jedoch **kleine** Mahlzeiten einnehmen (3 Hauptmahlzeiten und 2 Zwischenmahlzeiten).

* So belastest Du das Verdauungssystem weniger
* Heißhungerattacken, welche zu übermäßigem Essen verleiten, werden verhindert
* Mit 4 bis 5 kleineren Mahlzeiten kannst Du abnehmen, ohne zu hungern
* Du fühlst Dich den ganzen Tag fit und leistungsfähig

**Denke immer an den Wohlfühl-Trick:  • Regelmäßig essen und trinken**

## II. Aussagen zur Essgeschwindigkeit

Und wie sieht es bei Deiner **Essgeschwindigkeit** aus? Hast Du hier mehr als **15** Punkte?

Ja? Dann bist Du ein „**Schnellesser**"!

**Schau Dir folgende Wohlfühl- Tricks an:  • Langsam essen**
**• Gründlich kauen**
**• Pausen machen**

Unser Körper braucht ungefähr 15 bis 20 Minuten, bis er während der Nahrungsaufnahme das Gefühl „ satt" meldet. „Schnellesser" haben ihren Teller jedoch bereits nach 5 bis 10 Minuten geleert und schöpfen noch einmal nach, weil noch kein Sättigungsgefühl eingetreten ist. Tritt die Sättigung dann nach 20 Minuten ein, fühlen sie sich plötzlich voll, schwer und träge. Sie sind pappsatt. Aus diesem Grunde ist es wichtig sich Zeit für das Essen zu nehmen.

## III. Aussagen zur Wahrnehmung der Körpersignale

Wenn Du bei den Aussagen zur **Wahrnehmung der Körpersignale** mehr als **15** Punkte hast, dann bist Du ein **unbewusster Esser!**

**Achte daher genau auf die Wohlfühl-Tricks**
**und die Sättigungssignale Deines Körpers**
**um nicht mehr zu essen als Dein Körper braucht!**

OBELDICKS/Arbeitsblatt: Ernährungskurs XVII/Therapeut

# Geschmacksprobentest Fettgehalt

## Material

- Je zwei Lebensmittel mit unterschiedlichem Fettgehalt aus verschiedenen Lebensmittelgruppen (z.B. Wurstaufschnitt, Käsesorten, Milchprodukte, ...)
- Fest verschließbare Aufbewahrungsdosen mit Etiketten
- Zahnstocher
- Dose für gebrauchte Zahnstocher

## Vorbereitung

- Die Lebensmittel in mundgerechte Stücke schneiden und in separate Aufbewahrungsdosen geben. Die Lebensmittel sollten gekühlt und nicht zu lange aufbewahrt werden
- Die Lebensmittel verschlüsseln, indem man jedem eine Nummer zuordnet, Zuordnung auf einem Zettel und auf den Etiketten notieren und diese auf die jeweiligen Dosen kleben

## Spielverlauf

- Die Teilnehmer sitzen an einem Tisch (nicht zu nah nebeneinander) und erhalten je einen Zahnstocher.
- Die Lebensmittel der ersten Gruppe werden gereicht. Die Teilnehmer spießen je ein Stück mit dem Zahnstocher auf.
- *Welches der Lebensmittel hat den höchsten Fettgehalt?* Die Teilnehmer bilden eine Reihenfolge der Lebensmittel nach dem Fettgehalt und notieren sich die entsprechende Nummer
- Nacheinander die anderen Lebensmittelgruppen testen und nach dem Fettgehalt einstufen.

## Anmerkung

- Diskussion mit den Teilnehmern, ob die fettreicheren oder die fettärmeren Lebensmittel besser geschmeckt haben und Begründung dafür
- Marken der fettärmeren Lebensmittel nennen, damit die Teilnehmer beim nächsten Einkauf Bescheid wissen
- Die Stücke sollten nicht zu groß sein
- Der Unterschied im Fettgehalt sollte deutlich zu schmecken sein (z.B. Magermilchjoghurt im Vergleich zu Sahnejoghurt, normale Salami im Vergleich zu fettarmer Salami, Mortadella im Vergleich zu Putenmortadella, ... )

OBELDICKS/Arbeitsblatt: Ernährungskurs XXVIII/Therapeut

## Vollkornbrottest

### Material

- Drei Brotsorten: 1 Brot aus fein ausgemahlenem Vollkornmehl, Mischbrot mit Körnern, Roggenmischbrot ohne Körner
- Zahnstocher
- Servietten oder Papptellerchen (je nach Teilnehmerzahl)
- Gläser (je nach Teilnehmerzahl)
- Wasser zum Neutralisieren (ca. 0,2 Liter pro Person)

### Vorbereitung

- Die verschiedenen Brotsorten in mundgerechte Stücke schneiden und in separate Aufbewahrungsdosen geben
- Jeder Brotsorte eine Nummer zuordnen, Zuordnung auf einem Zettel notieren

### Testverlauf

- Die Teilnehmer sitzen an einem Tisch (nicht zu nah nebeneinander). Der Kursleiter geht mit den Brotsorten herum. Jeder Teilnehmer entnimmt je Behälter ein Stück Brot mit dem Zahnstocher. Die jeweilige Nummer muss vom Kursleiter deutlich genannt werden. Nach jeder Brotsorte muss mit Wasser neutralisiert werden
- Die Teilnehmer bewerten die Brotsorten nach ihrem Vollkorngehalt und notieren die Nummer
- Die Teilnehmer nehmen sich ein weiteres Stück Brot und behalten dieses im Mund, bis es süßlich schmeckt
- Die Ergebnisse werden in der Gruppe besprochen und diskutiert

### Anmerkung

- Diskussion mit den Teilnehmern, welche Brotsorte am besten geschmeckt hat
- Erwähnen, dass Vollkornbrot nicht immer ganze Körner haben muss
- Erklärung warum Vollkornprodukte in der Ernährung wichtig sind (längere Sättigung)
- Kurze Erklärung wie der süßliche Geschmack entsteht (durch Enzyme im Speichel, die Stärke in Zuckerbausteine umwandeln)

OBELDICKS/Arbeitsblatt: Ernährungskurs XIX/Therapeut

# Apfelschorlentest

## Material

- Je Teilnehmer 3 **nicht** durchsichtige Becher/Gläser
- 100 %-iger Apfelsaft (ca. 0,3 Liter pro Teilnehmer)
- Mineralwasser (ca. 0,3 Liter pro Teilnehmer)

## Vorbereitung

- Man nimmt 3 gleich aussehende dunkle Flaschen. In die erste wird unverdünnter Apfelsaft gefüllt, in die zweite wird ein Mix aus Apfelsaft und Wasser im Verhältnis 1:1 und in die dritte Flasche ein Mix aus Apfelsaft und Wasser im Verhältnis 1:3 gefüllt
- Die 3 Säfte verschlüsseln, indem man jedem Saft eine Nummer zuordnet, Zuordnung auf einem Zettel notieren, Nummern mit einem wasserfesten Stift auf die Flaschen und die Becher schreiben
- Kurz vor der Verkostung die Säfte in die jeweilig nummerierten Becher füllen

## Spielverlauf

- Die Teilnehmer sitzen an einem Tisch (nicht zu nah nebeneinander). Der Kursleiter verteilt die Getränke. Jeder Teilnehmer bekommt sofort alle drei Säfte.
- Die Getränke werden in zufälliger Reihenfolge probiert. Die Teilnehmer bilden eine Reihenfolge nach der Verdünnungsstufe, bei der der am wenigsten verdünnte Saft an erster Stelle steht. Diese Reihenfolge notieren die Teilnehmer.
- Die Erfahrungen und die Ergebnisse werden anschließend in der Gruppe diskutiert

## Spielvariante

- Entweder die Gläser mit Bastelfarbe oder die Säfte mit Lebensmittelfarbe färben. So kann man den Einfluss der Farbe bei der Beurteilung von Lebensmitteln verdeutlichen

## Anmerkung

- Diskussion mit den Teilnehmern, welches Getränk am besten geschmeckt hat und warum
- Verdeutlichen wie viel „Kalorien" man mit einer Obstsaftschorle einspart

**OBELDICKS/Arbeitsblatt: Ernährungskurs XXX/KJ 7-14**

## Diplom

für _____

# zum/r Ernährungsampelfachmann/-frau!

hat geschmackvolle, gesunde Gerichte gekocht

hat Stärke und Wissen bewiesen beim Lernen und Anwenden des Ampelsystems

hat sich angestrengt, alle Spiele gut zu bewältigen und tolle Ergebnisse zu erzielen

konnte durch gutes Mitmachen bei der Ernährungsgruppe viele Stempelpunkte erreichen und wurde mit einem Preis belohnt

Es gratuliert: _____

**OBELDICKS/Arbeitsblatt: Ernährungskurs XXXI/Eltern**

# Die 3 Grundregeln der Optimierten Mischkost

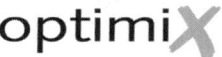

Fett- und zuckerreiche Lebensmittel: **sparsam**

Tierische Lebensmittel: **mäßig**

Pflanzliche Lebensmittel und Getränke: **reichlich**

**OBELDICKS/Arbeitsblatt: Ernährungskurs XXXII/Eltern**

# Tipps zum Einsparen von Fett

## Statt panierten und frittierten Speisen ...

- **Braten in beschichteten Pfannen**
- **Garen im Römertopf, in Bratenfolie oder Alufolie**
- **Backen auf dem Backblech mit Backpapier**
  Zum Beispiel geviertelte Kartoffelspalten oder Kartoffelscheiben, die man mit etwas Salz und Pfeffer würzt
- **Braten in Mineralwasser**
  Das Fleisch wird <u>ohne Fett</u> in der trockenen Pfanne angebraten. Haben sich die Poren geschlossen, löscht man mit Mineralwasser ab. So löst sich das Fleisch von dem Pfannenboden.
  *Wichtig: die Pfanne muss beschichtet sein !!!*
- **Dünsten**
  Garen in wenig Flüssigkeit: in Wasser (z.B. mit Zitrone abgeschmeckt), in Brühe oder im Saft des Gargutes (z.B. von Fleisch und Fisch)
- **Dämpfen**
  Garen im Wasserdampf-Luft-Gemisch, meistens in einem Siebeinsatz
- **Dampfdruckgaren**
  Kochen, Dämpfen, Dünsten in einem druckdichten Topf
- **Poschieren**
  Garen in Flüssigkeit unterhalb des Siedepunktes (z.B. Fisch und Eier)

## Statt Rührteig, Mürbeteig, Sahnetorte ...

- Hefeteig
- Biskuitteig
- Quarkölteig
- Obstböden (aus Biskuitteig)
- Joghurttorten
- Margarine und Butter zur Hälfte oder ganz durch Buttermilch ersetzen

## Statt Sahnedessert ...

- Obstsalat
- pürierte Früchte
- angedickter Fruchtsaft
- fettarme Milch statt Sahne zum Anrühren von Instantprodukten

**OBELDICKS/Arbeitsblatt: Ernährungskurs XXXIII/Eltern**

# Tipps zum Einsparen von Fett

## Statt Sahnesoße, Mehlschwitze, Mayonnaise ...

- **Generell Sahne und Crème Fraîche mindestens zur Hälfte oder am besten ganz durch Milch oder Joghurt ersetzen**
- **Aufläufe**
  - mit Milch statt Sahne
  - mit Joghurt statt Crème Fraîche
  - mit Magerquark statt Eiern
  - auf Käse in der Soße verzichten
  - Käsemenge zum Überbacken reduzieren
- **Salatsoßen**
  - aus fettarmem Joghurt
  - aus Buttermilch
  - aus Essig mit wenig Öl
  - aus Salatmayonnaise (z.B. Miracel Whip Balance) mit fettarmem Joghurt verdünnt
- **Nudeln**
  - mit Soße Cabonara aus Milch
  - mit Käsesoße aus fettarmem Schmelzkäse
  - mit Bolognese aus magerem Hackfleisch
  - mit Bolognese aus Gemüse (z.B. Tomaten, Möhren, Erbsen, Lauch)
- **Gemüse**
  - mit frischen Kräutern verfeinern
  - mit Joghurtsoße und Kräutern
  - einen Teil des Gemüses pürieren
  - Kochwasser mit etwas Püreepulver andicken
- **Fleisch**
  - Bratenfett abschöpfen
  - Bratensaft mit etwas Mehl oder Stärke andicken

## Statt fettreichem Brotbelag ...

- Joghurt
- Quark
- fettarmer Frischkäse
- Senf
- Tomatenmark
- alternative Brotaufstriche (z.B. aus Grünkern)
- Tomaten- oder Gurkenscheiben
- Marmelade oder Honig (statt Nuss-Nougat-Creme)

**OBELDICKS/Arbeitsblatt: Ernährungskurs XXXIV/Eltern**

## Tipps zum Einsparen von Fett

### Statt fettreichen Fleisch- und Wurstwaren ...

- Filet
- Geflügel (ohne Haut)
- fettarmer Seefisch: Seelachs, Rotbarsch, Scholle
- Putenaufschnitt
- gekochter oder roher Schinken (ohne Fettrand)
- Aspikaufschnitt
- Fettränder entfernen

- **Frikadellen und Hacksoße**
  - aus magerem Fleisch
  - Fleisch zum Teil oder ganz durch Gemüse ersetzen

- **Pizza**
  - mit Schinken
  - mit Thunfisch (eingelegt im eigenen Saft)

### Außerdem ...

- Großzügig frische Gewürze statt Fett verwenden
- Mengen planen, so dass keine Reste übrig bleiben
- Essensreste nicht in Fett aufwärmen, sondern etwas Wasser zugeben
- Kalorien- und Fettgehaltsangaben auf Verpackungen beachten oder in Tabellen nachschlagen (z.B. „Kalorien mundgerecht", Umschau Buchverlag)

**OBELDICKS/Arbeitsblatt: Ernährungskurs XXXV/Eltern**

# Tipps zum Einsparen von Zucker

## Statt Limo, Cola, Fruchtsaftgetränke, Eistee, Malzbier ...

- Trinkwasser (Leitungswasser)
- Mineralwasser
- Mineralwasser mit Zitronengeschmack (ohne Zucker)
- ungesüßter Kräuter- oder Früchtetee
- Fruchtsaftschorle (100%-iger Fruchtsaft): Saft und Wassser mindestens im Mischverhältnis 1 : 2

## Statt gesüßter Frühstückscerealien wie Smacks, Schokomüsli ...

- Müsli aus Haferflocken oder Vielkornflocken mit frischen Früchten und fettarmem Joghurt oder fettarmer Milch
- Haferflocken oder Vielkornflocken mit 100%-igem Fruchtsaft
- fertige Früchtemüslimischungen ohne Zuckerzusatz
- Cornflakes ohne Zuckerzusatz

## Statt spezieller Milchprodukte für Kinder, Fruchtjoghurts ...

- Obstsalat
- fettarmer Naturjoghurt mit frischem Obst
- Magerquark mit frischem Obst
- Grütze aus frischen Früchten oder 100%-igem Fruchtsaft

## Statt süßer Kuchen, süßer Kekse ...

- Beim Backen generell die Zuckermenge des Kuchenrezeptes mindestens halbieren
- Kekse aus Haferflocken
- Vollkornbrötchen mit Fruchtaufstrich

## Tipps zum Einsparen von Zucker

### Statt gezuckerter Obstkonserven ...

- frisches Obst
- ungezuckertes Obst aus der Tiefkühltruhe
- ungezuckerte Obstkonserven

### Statt Instantprodukte wie Puddingpulver, Kakaopulver, Teepulver ...

- **Generell höchstens die Hälfte der angegebenen Menge bei gesüßten Getränkepulvern verwenden**
- **Generell bei ungesüßten Pulvern die Zuckermenge, die zugegeben werden soll, mindestens halbieren**
- reines Kakaopulver nehmen und nur leicht süßen
- selbsthergestellten Pudding erst vor dem Verzehr leicht süßen
- fettarme Milch verwenden

### Statt Süßigkeiten wie Schokolade, Riegel ...

- frisches Obst
- Joghurt oder Quark mit frischen Früchten
- Eis aus pürierten Früchten
- Popcorn (ungezuckert)
- Fruchtgummi am besten auf der Basis von 100%-igem Fruchtsaft

### Statt Brotaufstrichen wie Nuss-Nougat-Creme ...

- **Generell dünn bestreichen**
- Konfitüre, Marmelade, Honig
- Fruchtaufstrich
- selbst hergestellte Marmelade mit geringem Zuckergehalt (Frucht und Zucker im Verhältnis 3:1)

**Süßstoffe, Zuckeraustauschstoffe und Diabetikerprodukte sind als Zuckerersatz nicht empfehlenswert!!!**

**OBELDICKS/Arbeitsblatt: Ernährungskurs XXXVII/Therapeut**

# Fettratequiz

| **Milch und Milchprodukte:** | |
|---|---|
| • 1 Scheibe Butterkäse 50% Fett (30 g) | 9 g Fett |
| • 1 Scheibe Edamer 30% Fett (30 g) | 5 g Fett |
| **belegte Brote:** | |
| • 1 Käsebrot: Brot mit Butter und Käse (80 g) | 14 g Fett |
| **Kartoffeln und Kartoffelprodukte:** | |
| • 1 Portion Kartoffeln gekocht (200 g) | 0 g Fett |
| • 1 Portion Bratkartoffeln (200 g) | 16 g Fett |
| • 3 Stück Reibekuchen (150 g) | 18 g Fett |
| • 1 Portion Pommes frites McDonald's (105 g) | 17 g Fett |
| • 1 Portion Kartoffelchips (50 g) | 20 g Fett |
| **Eier und Eigerichte:** | |
| • 1 Apfelpfannkuchen (250 g) | 20 g Fett |
| • 1 Spiegelei mit 5 g Fett gebraten | 11 g Fett |
| **Fleisch und Wurst:** | |
| • 1 Frikadelle (150 g) | 15 g Fett |
| • 1 Portion Fleischsalat (100 g) | 37 g Fett |
| • 1 Stück Fleischwurst (125 g) | 36 g Fett |
| • 1 Portion Kalbsleberwurst (30 g) | 11 g Fett |
| • 1 Scheibe Corned Beef (30 g) | 4 g Fett |
| • 1 Bifi (25 g) | 12 g Fett |
| **Fisch:** | |
| • 1 Fisch-Schlemmer-Filet TK (200 g) | 22 g Fett |
| **energiereiche Knabbereien:** | |
| • 1 Beutel Erdnüsse, geröstet (50 g) | 25 g Fett |
| • Haselnüsse (125 g) | 77 g Fett |
| **Fertiggerichte:** | |
| • 1 Pizza (Pizzeria) | 31 g Fett |
| • 1 Portion Chicken Cheese Nuggets (15 Stück) (250 g) | 30 g Fett |
| • 1 Big Mäc (212 g) | 27 g Fett |
| **Kuchen, Desserts und Süßigkeiten:** | |
| • 1 Stück Buttercremetorte (120 g) | 25 g Fett |
| • 1 Waffel (Rührteig) (200 g) | 27 g Fett |
| • 1 Stück Apfelkuchen Hefeteig (100 g) | 3 g Fett |
| • 1 Stück Dresdner Stollen (100 g) | 20 g Fett |
| • 1 Yes Törtchen (38 g) | 10 g Fett |
| • 1 Lebkuchen (40 g) | 5 g Fett |
| • 1 Portion Tiramisu (150 g) | 17 g Fett |
| • 1 Tafel Schokolade (100 g) | 30 g Fett |
| • 1 Mars Riegel (60 g) | 11 g Fett |
| • 1 Beutel Treets (100 g) | 37 g Fett |

OBELDICKS/Arbeitsblatt: Ernährungskurs XXXVIII/Therapeut/Eltern

## Ampel-Austauschtabelle

| Roter Bereich ● ○ ○ | Kalorien Pro Portion | Gelber Bereich ○ ● ○ | Kalorien Pro Portion |
|---|---|---|---|
| Salami, 30 g | 115 | gek. Schinken, 30 g | 40 |
| Teewurst, 30 g | 125 | Corned beef, 30 g | 40 |
| Bratwurst, 150 g | 460 | Schweinefilet, 125 g | 130 |
| Frikadelle, 150 g | 280 | Putenschnitzel, 125 g | 130 |
| 1 Big Mäc, 212 g | 505 | 1 Hamburger, 103 g | 255 |
| Briekäse 70 % Fett, 30 g | 130 | Edamer 30 % Fett, 30 g | 80 |
| Butter, Margarine, 20 g | 150 | Halbfettmargarine, 20 g | 75 |
| Nuss-Nugat-Creme, 20 g | 105 | Marmelade, Honig, 20 g | 55 |
| Bratkartoffeln, 200 g | 320 | Kartoffelbrei, 200 g | 150 |
| Kartoffelchips, 50 g | 270 | Salzstangen, 50 g | 165 |
| Käsekuchen, 100 g | 230 | Apfelkuchen, 100 g | 140 |
| 1 Croissant, 45 g | 185 | 1 Rosinenbrötchen, 45 g | 120 |
| 1 Duplo, 18 g | 100 | Popcorn, 20 g | 75 |
| 1 Lila Pause, 37 g | 200 | Weingummi, 30 g | 105 |
| 1 Magnum Eis | 290 | 1 Calippo-Wassereis | 100 |
| Schlagsahne, 105 g | 315 | Joghurt, fettarm, 150 g | 75 |
| 1 Glas Vollmilch | 160 | 1 Glas Buttermilch | 95 |
| Sahnejoghurt, 150 g | 185 | fettarmer Joghurt, 150 g | 75 |
| Quark, 40 % Fett, 100 g | 160 | Magerquark, 100 g | 70 |

**OBELDICKS/Arbeitsblatt: (Ess-)Verhaltenskurs I/KJ 7-14**

# Ampelkarte

Woche vom: _____  Gewicht: _____ kg

| | Ziel | MO | DI | MI | DO | FR | SA | SO | Summe | Das war |
|---|---|---|---|---|---|---|---|---|---|---|
| Bewegung | | | | | | | | | | |
| roter Ampelbereich | | | | | | | | | | |
| gelber Ampelbereich | | | | | | | | | | |
| grüner Ampelbereich | | | | | | | | | | |
| Anzahl Mahlzeiten | | | | | | | | | | |
| Wohlfühl-Trick der Woche: | | | | | | | | | | |
| Wie oft aus Langeweile/ Frust nicht gegessen | | | | | | | | | | |
| Übung der Woche: | | | | | | | | | | |

Woche vom: _____  Gewicht: _____ kg

| | Ziel | MO | DI | MI | DO | FR | SA | SO | Summe | Das war |
|---|---|---|---|---|---|---|---|---|---|---|
| Bewegung | | | | | | | | | | |
| roter Ampelbereich | | | | | | | | | | |
| gelber Ampelbereich | | | | | | | | | | |
| grüner Ampelbereich | | | | | | | | | | |
| Anzahl Mahlzeiten | | | | | | | | | | |
| Wohlfühl-Trick der Woche: | | | | | | | | | | |
| Wie oft aus Langeweile/ Frust nicht gegessen | | | | | | | | | | |
| Übung der Woche: | | | | | | | | | | |

Woche vom: _____  Gewicht: _____ kg

| | Ziel | MO | DI | MI | DO | FR | SA | SO | Summe | Das war |
|---|---|---|---|---|---|---|---|---|---|---|
| Bewegung | | | | | | | | | | |
| roter Ampelbereich | | | | | | | | | | |
| gelber Ampelbereich | | | | | | | | | | |
| grüner Ampelbereich | | | | | | | | | | |
| Anzahl Mahlzeiten | | | | | | | | | | |
| Wohlfühl-Trick der Woche: | | | | | | | | | | |
| Wie oft aus Langeweile/ Frust nicht gegessen | | | | | | | | | | |
| Übung der Woche: | | | | | | | | | | |

Woche vom: _____  Gewicht: _____ kg

| | Ziel | MO | DI | MI | DO | FR | SA | SO | Summe | Das war |
|---|---|---|---|---|---|---|---|---|---|---|
| Bewegung | | | | | | | | | | |
| roter Ampelbereich | | | | | | | | | | |
| gelber Ampelbereich | | | | | | | | | | |
| grüner Ampelbereich | | | | | | | | | | |
| Anzahl Mahlzeiten | | | | | | | | | | |
| Wohlfühl-Trick der Woche: | | | | | | | | | | |
| Wie oft aus Langeweile/ Frust nicht gegessen | | | | | | | | | | |
| Übung der Woche: | | | | | | | | | | |

OBELDICKS/Arbeitsblatt: (Ess-)Verhaltenskurs II/KJ 7-14

## Gründe für das Übergewicht

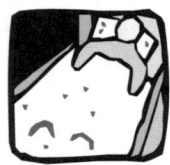

- Krankheit

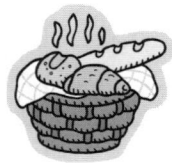

- zu viel essen

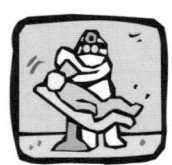

- zu ungesund essen, z.B. zu viel  Süßigkeiten

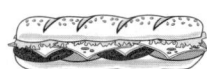

- unregelmäßiges Essen

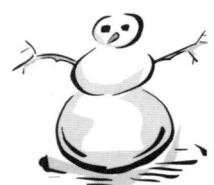

- zu wenig Bewegung/Sport

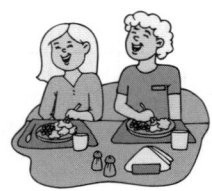

- weil andere essen, z.B. Freunde, Eltern oder Verwandte

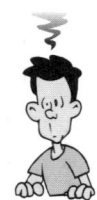

- aus Stress, Langeweile, Angst, Wut, Frust oder Traurigkeit

Mache ein ✓, wenn der Grund für Dich zutrifft!

**OBELDICKS/Arbeitsblatt: (Ess-)Verhaltenskurs III/KJ 7-14**

## Die Energiewaage

### Wie viel Essen und Bewegung brauche ich, um mein Gewicht zu halten?

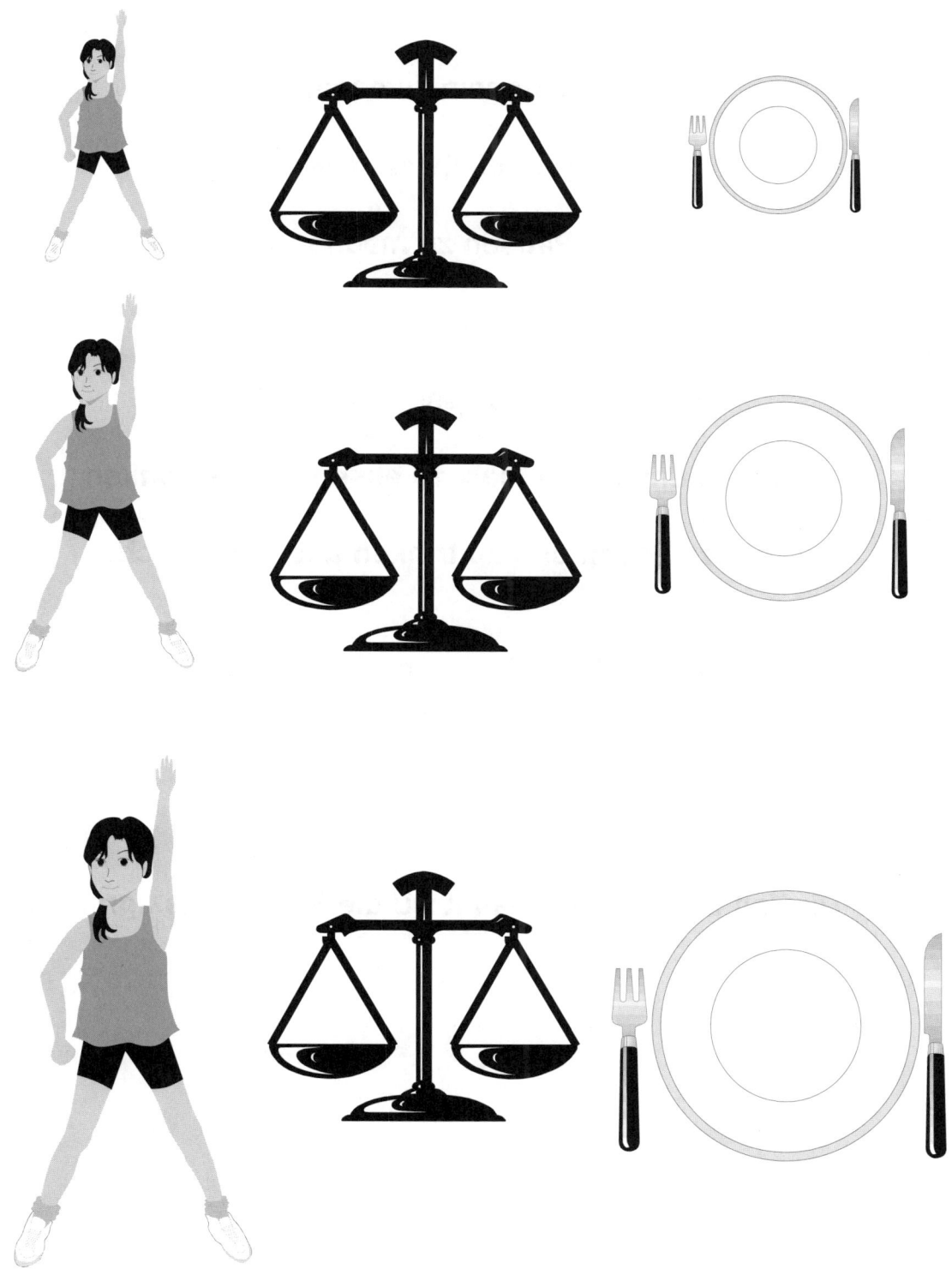

OBELDICKS/Arbeitsblatt: (Ess-)Verhaltenskurs IV/KJ 7-14

## Die Wohlfühl-Tricks

Diese Tricks helfen Dir fit zu sein und zu bleiben!

Ich denke daran,

**langsam zu essen**

**gründlich zu kauen**

**Pausen zu machen**

**selten Nachschlag zu nehmen**

**regelmäßig zu essen und zu trinken**

**an einem festen Platz zu essen und zu trinken**

**nur zu essen und zu trinken und sonst nichts**

Diese Tricks helfen Dir, Dein Essen und Trinken richtig zu genießen und zu spüren, wann Du satt bist.

**Ganz wichtig:**

**Lass Dir Zeit beim Essen, damit Du die Sättigungssignale spürst!**

OBELDICKS/Arbeitsblatt: (Ess-)Verhaltenskurs V/KJ 7-14

## Meine Abnehmtricks

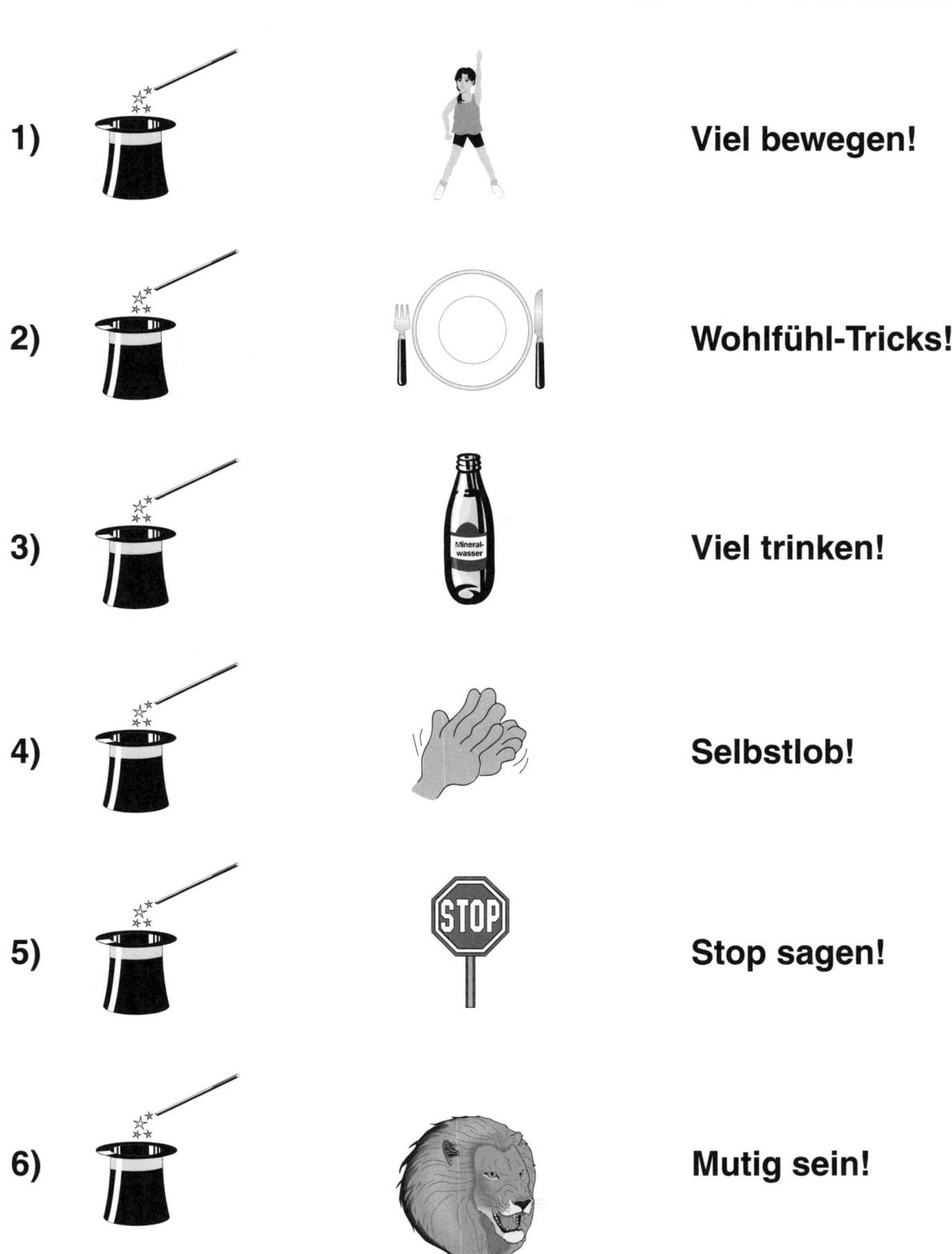

1) Viel bewegen!

2) Wohlfühl-Tricks!

3) Viel trinken!

4) Selbstlob!

5) Stop sagen!

6) Mutig sein!

**OBELDICKS/Arbeitsblatt: (Ess-)Verhaltenskurs VI/KJ 7-14**

| | 1. Tag | 2. Tag | 3. Tag | 4. Tag | 5. Tag | 6. Tag | 7. Tag |
|---|---|---|---|---|---|---|---|
| Wie schnell hast Du gegessen? | Langsam schnell 1 2 3 4 5 | Langsam schnell 1 2 3 4 5 | Langsam schnell 1 2 3 4 5 | Langsam schnell 1 2 3 4 5 | Langsam schnell 1 2 3 4 5 | Langsam schnell 1 2 3 4 5 | Langsam schnell 1 2 3 4 5 |
| Hast Du heute Pausen beim Essen gemacht? | keine viele 1 2 3 4 5 | keine viele 1 2 3 4 5 | keine viele 1 2 3 4 5 | keine viele 1 2 3 4 5 | keine viele 1 2 3 4 5 | keine viele 1 2 3 4 5 | keine viele 1 2 3 4 5 |
| Hast Du heute Nachschlag genommen? | keinen viel 1 2 3 4 5 | keinen viel 1 2 3 4 5 | keinen viel 1 2 3 4 5 | keinen viel 1 2 3 4 5 | keinen viel 1 2 3 4 5 | keinen viel 1 2 3 4 5 | keinen viel 1 2 3 4 5 |
| Hattest Du heute zusätzlich zu den Mahlzeiten Lust zu essen? | keine viele 1 2 3 4 5 | keine viele 1 2 3 4 5 | keine viele 1 2 3 4 5 | keine viele 1 2 3 4 5 | keine viele 1 2 3 4 5 | keine viele 1 2 3 4 5 | keine viele 1 2 3 4 5 |
| Was hast Du dann getan? | O Sport<br>O Musik gehört<br>O Freund(in) besucht<br>O etwas gekauft<br>O getrunken<br>O gegessen<br>O sonstiges: | O Sport<br>O Musik gehört<br>O Freund(in) besucht<br>O etwas gekauft<br>O getrunken<br>O gegessen<br>O sonstiges: | O Sport<br>O Musik gehört<br>O Freund(in) besucht<br>O etwas gekauft<br>O getrunken<br>O gegessen<br>O sonstiges: | O Sport<br>O Musik gehört<br>O Freund(in) besucht<br>O etwas gekauft<br>O getrunken<br>O gegessen<br>O sonstiges: | O Sport<br>O Musik gehört<br>O Freund(in) besucht<br>O etwas gekauft<br>O getrunken<br>O gegessen<br>O sonstiges: | O Sport<br>O Musik gehört<br>O Freund(in) besucht<br>O etwas gekauft<br>O getrunken<br>O gegessen<br>O sonstiges: | O Sport<br>O Musik gehört<br>O Freund(in) besucht<br>O etwas gekauft<br>O getrunken<br>O gegessen<br>O sonstiges: |
| Hast Du ...<br>... Dich heute gefreut?<br>... heute Schönes erlebt? | gar nicht total viel 1 2 3 4 5<br>1 2 3 4 5 | gar nicht total viel 1 2 3 4 5<br>1 2 3 4 5 | gar nicht total viel 1 2 3 4 5<br>1 2 3 4 5 | gar nicht total viel 1 2 3 4 5<br>1 2 3 4 5 | gar nicht total viel 1 2 3 4 5<br>1 2 3 4 5 | gar nicht total viel 1 2 3 4 5<br>1 2 3 4 5 | gar nicht total viel 1 2 3 4 5<br>1 2 3 4 5 |
| Hast Du heute ...<br>Dich geärgert?<br>Dich einsam gefühlt?<br>Langeweile gehabt?<br>Dich überfordert gefühlt? | gar nicht total viel 1 2 3 4 5<br>1 2 3 4 5<br>1 2 3 4 5<br>1 2 3 4 5 | gar nicht total viel 1 2 3 4 5<br>1 2 3 4 5<br>1 2 3 4 5<br>1 2 3 4 5 | gar nicht total viel 1 2 3 4 5<br>1 2 3 4 5<br>1 2 3 4 5<br>1 2 3 4 5 | gar nicht total viel 1 2 3 4 5<br>1 2 3 4 5<br>1 2 3 4 5<br>1 2 3 4 5 | gar nicht total viel 1 2 3 4 5<br>1 2 3 4 5<br>1 2 3 4 5<br>1 2 3 4 5 | gar nicht total viel 1 2 3 4 5<br>1 2 3 4 5<br>1 2 3 4 5<br>1 2 3 4 5 | gar nicht total viel 1 2 3 4 5<br>1 2 3 4 5<br>1 2 3 4 5<br>1 2 3 4 5 |

angelehnt an Warschburger et al., 1999 Adipositastraining mit Kindern und Jugendlichen

**OBELDICKS/Arbeitsblatt: (Ess-)Verhaltenskurs VII/Therapeut**

## Fantasiereise

Stell dir einmal vor, du machst eine Reise durch deinen eigenen Körper. Mit jedem Körperteil und jedem Organ kannst du dich dabei unterhalten. Kurz vorher hat es Mittagessen gegeben und du hast ganz schnell eine doppelte Portion Nudeln mit Ketchup gegessen. Zum Nachtisch gab es Schokoladenpudding. Deine Reise beginnt im Mund. Du machst es dir auf einem Backenzahn bequem und fragst ihn, wie es ihm geht. „Ach, nicht so gut!" sagt der Zahn. „Gerade eben gab es Essen. Aber ich hatte fast nie Zeit, das Essen klein zu machen. Wenn es so schnell heruntergeschluckt wird, da kann ich meine Arbeit gar nicht richtig machen. Ich muss das Essen nämlich ganz oft kauen, damit es richtig klein gemacht wird." „Ja", mischt sich die Zunge ein „und ich habe gar keine Zeit, das Essen richtig zu schmecken. Wenn es so schnell über mich hinweg rutscht und schnell herunter geschluckt wird, bleibt keine Zeit den leckeren Geschmack festzustellen und zu genießen." Du bist ganz verwundert. „Was soll ich denn beim Essen anders machen, damit es euch gut geht?", fragst du die beiden. „Langsam und mit Ruhe essen", rufen die Zunge und die Zähne im Chor. „Das ist toll für uns." Nachdenklich wanderst du weiter durch deinen Körper und kommst zu deinem Magen. Der ist gerade dabei das Mittagessen zu verarbeiten. Stöhnend und ächzend wälzt er die Essensmassen hin und her und flucht dabei leise. „Viel zu viel", brummelt er leise. „So viel wollte ich gar nicht. Aber meine Nachricht ist erst oben angekommen, als es schon zu spät war." „Wovon sprichst du", fragst du den mürrischen Magen. „Ach, weißt du" sagt der Magen, „hier passt nur eine bestimmte Menge an Essen hinein. Die kann ich dann gut verarbeiten. Darum schicke ich eine Nachricht an dich, wann es reicht. Aber der Nachrichtendienst braucht ziemlich lange, nämlich zwanzig Minuten. Wenn du schnell und viel isst, bin ich viel zu voll, bevor die Nachricht ankommt." „Ist das denn schlimm?" fragst du den Magen. „Ich kann das Essen dann nicht so gut verarbeiten und zermanschen", antwortet der Magen. „Und wenn hier so viel drin ist, ist das für mich sehr, sehr anstrengend." „Was soll ich denn beim Essen anders machen, damit es dir gut geht?", fragst du den Magen. „Oh", sagt der Magen, „es ist klasse, wenn du langsam isst. Wenn du dann aufhören sollst zu essen, kann dich meine Nachricht auch rechtzeitig erreichen. Was du isst", fügt er noch flüsternd hinzu, „ist aber auch sehr wichtig!" „Genau", meldet sich dein Darm zu Wort. „Bei dem Essen heute – Nudeln und Ketchup, ist es schwierig, das Essen weiter zu transportieren. Und da sind auch kaum Vitamine drin. Weißt du, ich trenne nämlich die wichtigen Teile des Essens von den unwichtigen, die hinterher in die Toilette kommen. Wichtiges gebe ich an den Körper weiter." „Ja, äh", du bist ganz verwirrt, „was soll ich denn tun, damit du gut arbeiten kannst?" „Sehr gut ist es", sagt der Darm, „wenn du viel aus dem grünen Bereich isst. Obst, Gemüse und Vollkornsachen. Und viel trinken. Dann kann ich beim Sortieren viel Gutes an den Körper weitergeben und die anderen Sachen kann ich schneller wieder rausschicken." So viel Neues hast du jetzt schon gehört! Aber da möchte noch jemand gerne mit dir reden und sich vorstellen. „Hallo", hörst du eine freundliche Stimme. Es ist dein Herz, das ganz gleichmäßig und ruhig schlägt. „Schön, dass du mich besuchen kommst. Ich wollte mich bei dir bedanken." Du bist erstaunt – bedanken? „Ja", lacht dein Herz, „du machst doch jetzt mehr Sport und das ist supergut für mich. Dabei komme ich ganz schön in Schwung. Das ist ein sehr, sehr gutes Training für mich. Es ist klasse, wenn du das regelmäßig machst!" Du freust dich, dass es deinem Herzen gut gefällt, wenn du Sport machst. Aber da gibt es noch jemanden, der sich darüber freut. „Wir freuen uns", rufen deine Gelenke und Muskeln. „Wir werden immer stärker, wenn du Sport machst", sagen die Muskeln. „Und dann werden wir mehr geschont", fügen die Gelenke zögernd hinzu. Du merkst ihr Zögern genau, sie möchten dir wohl noch etwas anderes sagen. „Was kann ich denn sonst noch für euch tun?", fragst du. „Wenn du weniger wiegst", antworten die Gelenke „werden alle Bewegungen für uns noch leichter." „Wird gemacht", sagst du. Für den Magen und den Darm willst du ja sowieso viel aus dem grünen Bereich essen. Und wenn du dann noch ordentlich Sport machst, nimmst du auch ab. Du verabschiedest dich von allen und beendest die Reise durch deinen Körper.

Abends beim Abendbrot erinnerst du dich an alles, was du gehört hast. Darum nimmst du vor allem Sachen aus dem grünen Bereich zum Essen: Salat, rohes Gemüse, Vollkornbrot und anderes. Du kaust langsam und gründlich und trinkst Wasser dazu. Als du dich gut gesättigt fühlst, hörst du auf zu essen. „Na", denkst du, „da wird sich mein Körper aber freuen. Das habe ich doch gut gemacht." Nach dem Essen legst du dich kurz hin und achtest auf deinen Körper. Wie er sich jetzt wohl anfühlt? Dein Herz schlägt ganz ruhig und gleichmäßig. Du spürst die Muskeln und Gelenke. Die Arme liegen bequem auf der Unterlage und fühlen sich angenehm schwer an. Auch die Beine liegen locker und sind angenehm schwer. Dein Bauch fühlt sich ganz wohl an. So kann er gut arbeiten. Du freust dich darüber, dass es dir und deinem Körper so gut geht. Und du bist froh, dass du auf deiner Reise so gut zugehört hast. Jetzt weißt du, was du tun kannst, damit du dich in deinem Körper wohl fühlst.

OBELDICKS/Arbeitsblatt: (Ess-)Verhaltenskurs VIII/KJ 7-14

## Hunger – Appetit   satt – pappsatt

### Hungersignale:

- im Körper: Magenknurren, Bauchschmerzen, schlapp, „Loch im Bauch"
- im Verhalten: unkonzentriert, Suche nach Essen ...
- gedanklich: alle Gedanken kreisen ums Essen ...
- Gefühle: schlechte Laune, mürrisch, genervt ...

### Unterscheidung Hunger – Appetit:

**Hunger:**

- alle Hungersignale vorhanden
- unabhängig von Lebensmittelangebot
- erst mit Abstand zur letzten Mahlzeit

**Appetit:**

- beschränkt auf bestimmte Lebensmittel (z.B. die Schokolade würde ich gern essen, nicht aber den Apfel)
- keine oder wenige Hungersignale
- Gefühle wie Langeweile oder Frust

- **Essen aus Appetit und nicht aus Hunger → Übergewicht**

### Sättigung:

- im Körper: keine Hungersignale mehr, Wohlgefühl ...
- im Verhalten: Beschäftigung mit anderem als Essen möglich ...
- gedanklich: andere Gedanken als Essen ...
- Gefühle: zufrieden, ausgeglichen ...

**Pappsatt:** Übelkeit, Bauchschmerzen, Völlegefühl → **Übergewicht**

**OBELDICKS/Arbeitsblatt: (Ess-)Verhaltenskurs IX/KJ 7-14**

## So kannst Du mir helfen

| Wer? | Wie? |
|---|---|
| | |
| | |
| | |
| | |

**OBELDICKS/Arbeitsblatt: (Ess-)Verhaltenskurs X/KJ 7-14**

## Meine Bremse

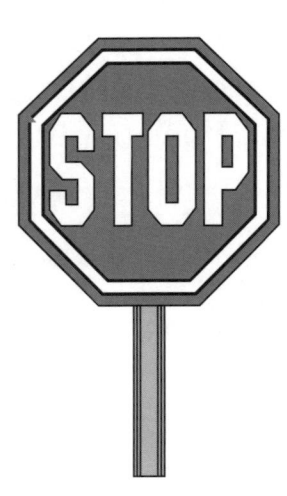

**Nicht aufgeben!**

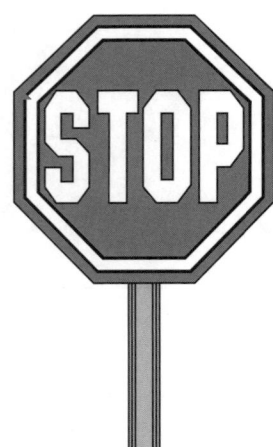

**Finger weg!**

**Roter Bereich!**

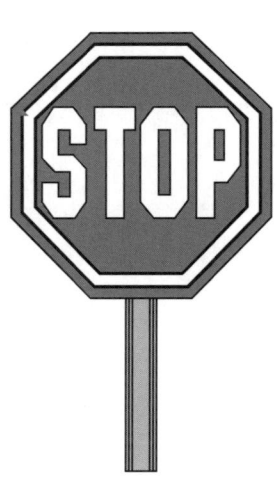

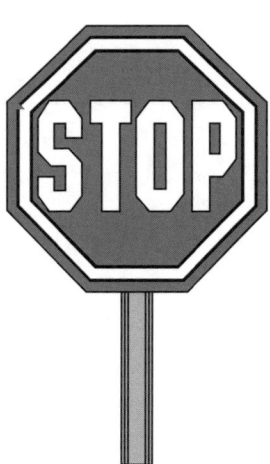

**OBELDICKS/Arbeitsblatt: (Ess-)Verhaltenskurs XI/KJ 11-14**

## Selbstkontrolle, was ist das?

Selbstkontrolle bedeutet, dass man in der Lage ist, für ein Ziel in der Zukunft (z.B. Wunschgewicht, mehr Freunde) den momentanen Versuchungen (z.B. Angebot von Süßigkeiten) zu widerstehen oder sich zurückzuhalten (z.B. einen anderen nicht beleidigen, wenn man schlecht gelaunt ist). Selbstkontrolle ist meist schwieriger, wenn man schlecht gelaunt, traurig oder frustriert ist, weil manche oder viele Dinge im Leben nicht gut laufen.

**Gute Hilfen zur Verbesserung der Selbstkontrolle beim Abnehmen sind:**

a) **Sich ablenken** (z.B. in Gedanken oder durch das eigene Verhalten), um schwierigen Situationen aus dem Weg zu gehen oder um die Laune zu verbessern
→ z.B. an ein schönes Ereignis in der Zukunft denken, etwas anderes machen wie Musik hören

b) **STOPP sagen** in Verführungssituationen (in Gedanken oder durch Bilder)

OBELDICKS/Arbeitsblatt: (Ess-)Verhaltenskurs XII/KJ 11-14

## Wie kann ich mich ablenken, wenn ...?

**Welche Situation?**

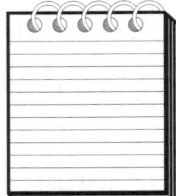

**Was probiere ich aus? Wie oft probiert?**

**Wieviel Selbstkontrolle benötige ich (0-10)?**

① ② ③ ④ ⑤ ⑥ ⑦ ⑧ ⑨ ⑩

**Wieviel Selbstkontrolle habe ich (0-10)?**

① ② ③ ④ ⑤ ⑥ ⑦ ⑧ ⑨ ⑩

## Selbstsicherheit, was ist das?

### Selbstsicherheit bedeutet:

– sich etwas trauen, was man sich bisher noch nicht getraut hat und was keinem schadet (z.B. sich in der Schule melden, obwohl man nicht völlig sicher ist, ob das auch stimmt, sich mit Worten wehren, wenn man gehänselt wird).

– jemanden um Hilfe bitten (z.B. bei erneutem Gewichtsanstieg).

– deutlich und friedlich bei Streitereien oder Diskussionen die eigene Meinung vertreten.

– freundlich und bestimmt „Nein!" sagen (z.B. Süßigkeiten ablehnen bei Freunden oder Verwandten).

– über etwas reden, worin man nicht gut ist.

– mit Hänseleien umgehen können.

– die eigenen Schwächen und Fehler O.K. finden und sie auch zugeben können.

– auch in schwierigen Situationen daran glauben, dass man sie meistern kann.

**OBELDICKS/Arbeitsblatt: (Ess-)Verhaltenskurs XIV/KJ 7-14**

## Urkunde

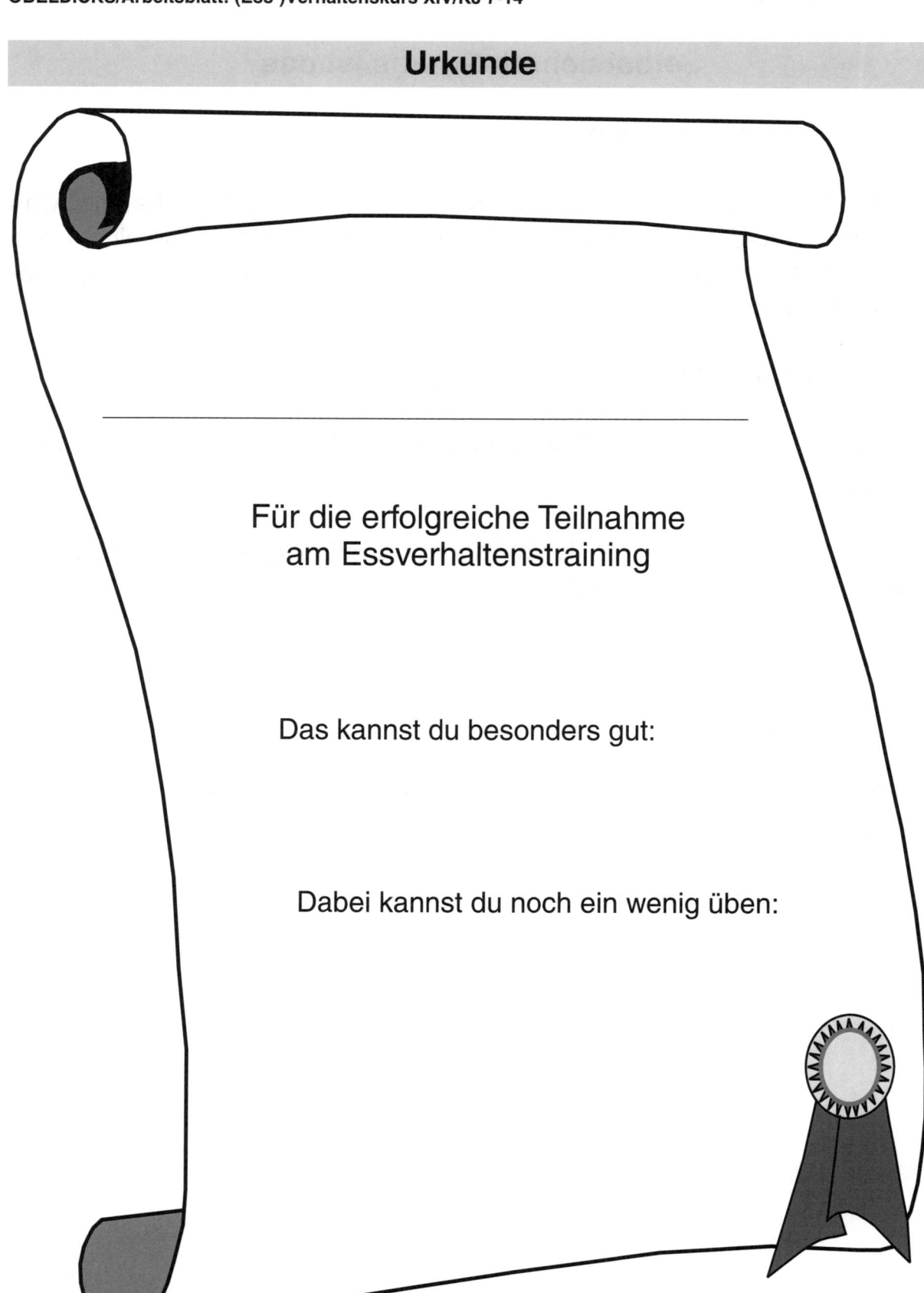

Für die erfolgreiche Teilnahme
am Essverhaltenstraining

Das kannst du besonders gut:

Dabei kannst du noch ein wenig üben:

**OBELDICKS/Arbeitsblatt: (Ess-)Verhaltenskurs XV/Eltern**

## Ursachen des Übergewichts

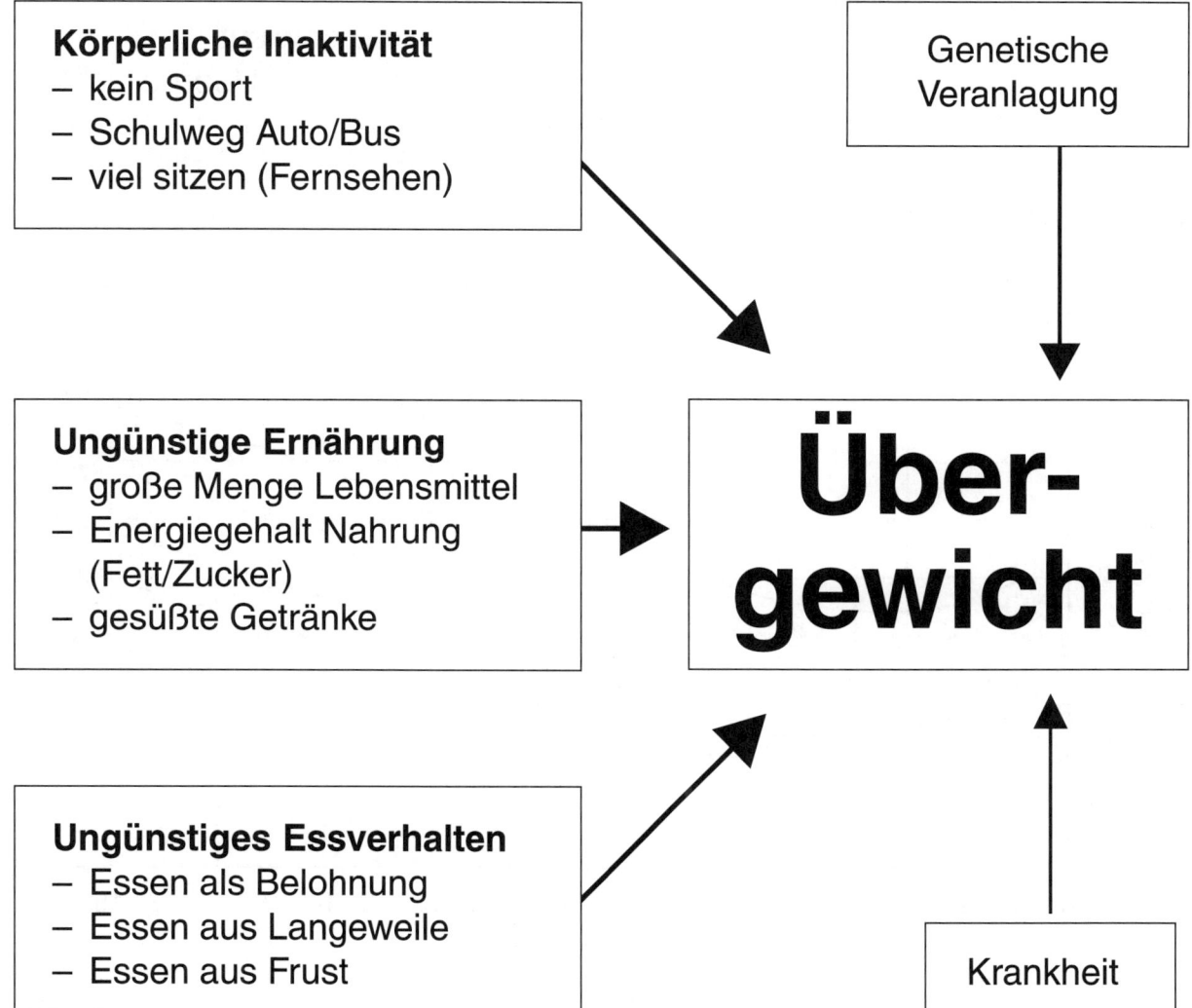

OBELDICKS/Arbeitsblatt: (Ess-)Verhaltenskurs XVI/Eltern

## Berechnung Ausmaß Übergewicht

### Erwachsene:

$$BMI = \frac{\text{Gewicht in kg}}{(\text{Größe in Meter})^2}$$

< 20: Untergewicht
20-25: Normalgewicht
25-30: mäßiges Übergewicht
> 30: Übergewicht
> 40: massives Übergewicht

### Kinder und Jugendliche:

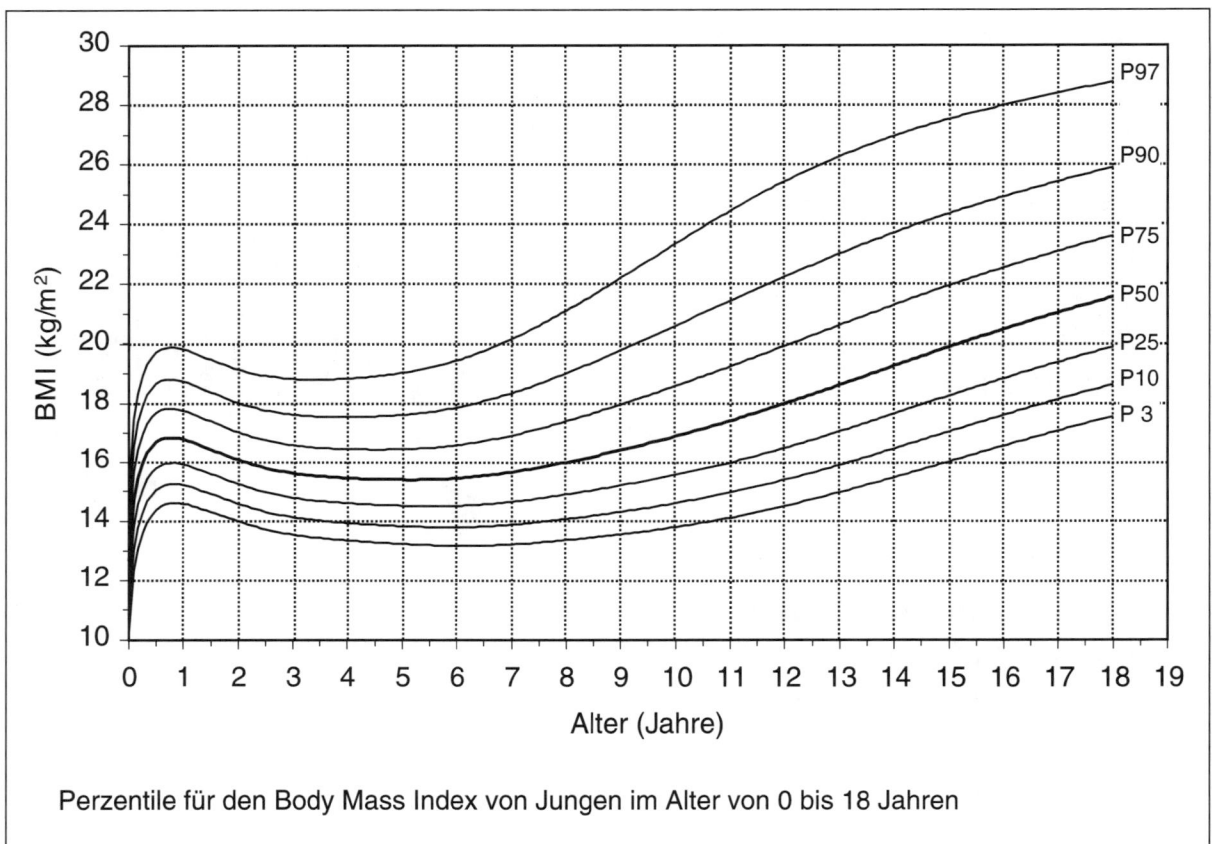

Perzentile für den Body Mass Index von Jungen im Alter von 0 bis 18 Jahren

## Relatives Übergewicht in Prozent:

$$\frac{BMI_{ist} - BMI_{50.Perc}}{BMI_{50.Perc}} \times 100$$

**OBELDICKS/Arbeitsblatt: (Ess-)Verhaltenskurs XVII/Eltern**

# Folgen des Übergewichts

## Langfristig:

- Bluthochdruck
- Herzinfarkt, Schlaganfall
- Zuckerkrankheit, Fettstoffwechselstörung, Gicht
- Gelenkschäden
- Krebsleiden
- ▶ **verkürzte Lebenserwartung**
- ▶ **kein Leidensdruck im Kindesalter**

## Mittelfristig:

- schlechtere Berufsausbildung
- geringeres Einkommen
- seltener Partner (v.a. Mädchen)
- ▶ **Leidensdruck erst bei Jugendlichen!**

## Kurzfristig:

- Hänseleien, Isolation, Stigmatisierung
- geringes Selbstwertgefühl
- ▶ **schlechte Lebensqualität**
- ▶ **Leidensdruck bereits im Kindesalter!**

OBELDICKS/Arbeitsblatt: (Ess-)Verhaltenskurs XVIII/Eltern

## Tipps zur Unterstützung Ihres Kindes
### *im Adipositas-Programm*

- Eine positive Einstellung dem Training gegenüber einnehmen und **bewahren**

- **Realistische** Erwartungen aufbauen (d.h. kein Normalgewicht erwarten)

- Die Kinder fragen, welche Unterstützung sie benötigen

- Sich mit anderen Eltern übergewichtiger Kinder und Jugendlicher **austauschen**

- Bei Rückfällen **keine Vorwürfe**, sondern Mut zum Weitermachen aufbauen

- Nicht bestrafen oder kritisieren sondern **loben**

- **Gemeinsam** mit den Kindern die Ernährungs- und Essgewohnheiten umstellen und neue Interessen (z.B. sportliche Aktivitäten) entwickeln

- **konsequent** sein

**OBELDICKS/Arbeitsblatt: (Ess-)Verhaltenskurs XIX/Eltern**

## Wohlfühl-Tricks

|          | **Trick**                                              | **Begründung**                                                                                     |
| -------- | ------------------------------------------------------ | ------------------------------------------------------------------------------------------------- |
| 1. Trick | Langsam essen                                          | Größerer Genuss, Sättigungsgefühl braucht Zeit (ca. 15-20 min)                                     |
| 2. Trick | Gründlich kauen                                        | Bessere Verdauung, größerer Genuss                                                                 |
| 3. Trick | Pausen machen                                          | Längere Essenszeit, Sättigungsgefühl braucht Zeit, miteinander sprechen                            |
| 4. Trick | Nur eine Portion, keinen Nachschlag                    | Nur so viel essen, wie der Körper benötigt (Essen aus Hunger nicht aus Appetit)                    |
| 5. Trick | Regelmäßige Haupt- und Zwischenmahlzeiten              | Keinen Heißhunger entwickeln, nur so viel essen, wie der Körper benötigt                           |
| 6. Trick | An einem festen Platz essen                            | Nur dieser Platz steht mit Essen in Verbindung, andere Orte verlocken dauerhaft nicht mehr (Reizkontrolle) |
| 7. Trick | Sich nicht nebenbei beschäftigen (kein Fernsehen)      | Sättigungsgefühl, Nahrungsmenge, Geschmack wahrnehmen können (gesteigerte Sensibilität)           |

**OBELDICKS/Arbeitsblatt: (Ess-)Verhaltenskurs XX/Eltern**

## Wie belohne ich richtig?

### Auf soziale Art und Weise:

Etwas gemeinsam machen, umarmen, anlächeln, einen Kuss geben, spazieren gehen, Fußball spielen, grillen etc.

Was mache ich?

```
```

### Auf materielle Art und Weise:

Belohnung durch Geschenke oder durch Geld

Was mache ich?

```
```

### Punktevergabe (bei Verstärkerplänen):

Punkte sammeln und auf einem dafür angefertigten Plan eintragen, ab festgelegten Grenzen für die verschiedenen Belohnungen ist ein Umtausch der Punkte gegen die jeweilige Belohnung möglich

Wie sieht mein Punkteplan aus?

```
```

**OBELDICKS/Arbeitsblatt: (Ess-)Verhaltenskurs XXI/Eltern**

# Elternbeobachtungsbogen

| Situation | Was hat mein Kind probiert? (Wie hat es geklappt?) | Was habe ich probiert? (Wie hat es geklappt?) | | | | | | | | | | |
|---|---|---|---|---|---|---|---|---|---|---|---|---|
| Kind hatte viel Ärger in der Schule, ist frustriert und bekommt Appetit auf Süßes | Haut auf ein Kissen und versucht an sein Ziel „Gewicht halten" zu denken, um sich von seinem Appetit auf Süßigkeiten abzulenken (Erfolg: ☺) | Versuche herauszufinden, was passiert ist. Höre zu. Lobe ihn dafür, dass er probiert hat sich abzulenken. Versuche zu trösten (Erfolg: ☺) | | | | | | | | | | |

**OBELDICKS/Arbeitsblatt: Fragebögen I/Eltern**

## Elternfragebogen

Bitte füllen Sie diesen Fragebogen aus und bringen diesen zur Vorstellung mit. Bitte kreuzen Sie in den entsprechenden Kreisen das jeweils Zutreffende an. Bei einigen Fragen sind mehrere Antworten möglich. Nicht immer sind alle Antworten vorgegeben. Schreiben Sie bitte in diesem Fall Ihre Antwort in die jeweiligen leeren Zeilen.
**Alle Ihre Antworten werden selbstverständlich vertraulich behandelt!**

Name des Kindes/des Jugendlichen: _____

Vorname: _____

Tel.: _____

ausgefüllt am: _____

1. Seit wann besteht bei dem Kind/dem Jugendlichen Übergewicht?      seit _____ Jahren

2. Gibt es bestimmte Ereignisse od. Zeitpunkte mit denen eine relativ rasche Gewichtszunahme einherging?

   ❑ Ja

   ❑ Nein, Gewichtszunahme erfolgte kontinuierlich

   ❑ nicht erinnerlich

   Wenn ja: wann bzw. was? _____

3. Wieviel Abnahme- bzw. Diätversuche wurden bislang unternommen? _____

4. Wieviele davon mit professioneller Anleitung (Kurs, Kur o.Ä.) _____

5. War oder ist das Kind/der Jugendliche in Therapien wegen anderer Probleme?

   ❑ Ja, derzeit

   ❑ Ja, früher

   ❑ Nein

6. Wenn ja, weswegen? _____

### Familiensituation

1. Vater:

   Berufsabschluss: _____

   jetzige Tätigkeit: _____

   falls berufstätig:    ❑ ganztags        ❑ halbtags

                     ❑ stundenweise    von _____ bis _____

   Schulabschluss: _____

   Alter: _____

   Gewicht: _____ kg

   Größe: _____ cm

**OBELDICKS/Arbeitsblatt: Fragebögen I/Eltern**

2. Mutter:

Berufsabschluss: _____

jetzige Tätigkeit: _____

falls berufstätig: ❑ ganztags ❑ halbtags

❑ stundenweise von _____ bis _____

Schulabschluss: _____

Alter: _____

Gewicht: _____kg

Größe: _____cm

3. Geschwister: Alter _____ Gew. ____kg Größe _____cm

Alter _____ Gew. ____kg Größe _____cm

Alter _____ Gew. ____kg Größe _____cm

4. Wird das Kind/der Jugendliche zur Zeit von anderen Personen als den Eltern betreut?

❑ ja Wenn ja, von wem? _____

❑ nein

5. Ist Ihr Kind stundenweise alleine zu Hause? ❑ ja

❑ nein

wie lange täglich in Stunden: _____

6. Welche weitere Personen leben mit dem Kind/dem Jugendlichen im gleichen Haushalt oder üben einen Einfluss auf die Ernährung/Erziehung aus? _____

7. Wo leben die Großeltern des Kindes? _____

8. In welche Schulklasse geht Ihr Kind? _____

9. Welche Schule besucht Ihr Kind? _____

## Begleiterkrankungen

1. Leidet jemand in der Familie unter Bluthochdruck? Wenn ja, wer?

2. Leidet jemand in der Familie unter Zuckerkrankheit (Diabetes mellitus)? Wenn ja, wer?

**OBELDICKS/Arbeitsblatt: Fragebögen I/Eltern**

3. Leidet jemand in der Familie unter Gicht? Wenn ja, wer?

4. Leidet jemand in der Familie an hohen Blutfettwerten (Cholesterin)? Wenn ja, wer?

5. Ist jemand in der Familie vor dem 60. Lebensjahr am Herzinfarkt verstorben? Wenn ja, wer?

6. Leidet jemand in der Familie an Durchblutungsstörungen? Wenn ja, wer?

7. Ist in der Familie außer dem Kind noch jemand übergewichtig?

Warum glauben Sie, ist Ihr Kind übergewichtig?

| | | | |
|---|---|---|---|
| Veranlagung | ❑ sehr | ❑ etwas | ❑ kaum |
| falsche Nahrungsauswahl | ❑ sehr | ❑ etwas | ❑ kaum |
| ungünstige Essgewohnheiten | ❑ sehr | ❑ etwas | ❑ kaum |
| wenig körperliche Aktivität | ❑ sehr | ❑ etwas | ❑ kaum |

sonstiges: _____

## Bewegungsgewohnheiten

1. Welche Hobbies hat Ihr Kind?
   _____
   _____
   _____

2. Wie viele Stunden Fernsehen schaut Ihr Kind am Tag im Durchschnitt?
   _____Stunden/Tag

3. Wie viele Stunden verbringt Ihr Kind am Computer/Gameboy/Playstation im Durchschnitt pro Tag?
   _____Stunden/Tag

4. Wie viele Stunden spielt Ihr Kind draußen pro Tag im Durchschnitt?
   _____Stunden/Tag

## Ernährungsgewohnheiten

1. Wie viele Mahlzeiten am Tag nimmt die Familie gemeinsam ein? _____

2. Wie viele Mahlzeiten pro Tag nehmen Sie (Mutter) ein? _____
   Frühstücken Sie?  ❑ ja
   ❑ nein

**OBELDICKS/Arbeitsblatt: Fragebögen I/Eltern**

3. Wie viele Mahlzeiten pro Tag nimmt Ihr Partner (Vater) ein? _____
   Frühstückt Ihr Partner?    ❑ ja
                              ❑ nein

4. Wie viele Mahlzeiten pro Tag nimmt Ihr Kind ein? _____
   Frühstückt Ihr Kind?    ❑ ja
                           ❑ nein

5. Wie häufig verwenden Sie Fertiggerichte pro Woche? _____

6. Isst die Familie häufig auswärts?        ❑ ja        ❑ nein

7. Wie häufig isst die Familie pro Tag warm?    _____

8. Welche der folgenden Lebensmittel haben Sie in der Regel immer oder oft, wenn auch in kleinen Mengen, vorrätig?
   ❑ Knabbereien
   ❑ Süßigkeiten
   ❑ Obst
   ❑ Kuchen
   ❑ Wurst
   ❑ Käse
   ❑ Joghurt
   anderes: _____

9. Welche Getränkesorten haben Sie vorrätig? _____

10. Wie viele Stücke Obst isst Ihr Kind pro Tag im Durchschnitt? _____

11. Wie häufig isst Ihr Kind Süßigkeiten pro Tag im Durchschnitt?_____

## Erwartungen

1. Wie wichtig ist es für Sie, dass Ihr Kind abnimmt ?

   sehr wichtig       wichtig       unwichtig       ganz unwichtig
      ❑                 ❑              ❑                  ❑

   Wenn es Ihnen wichtig ist, warum sollte Ihr Kind abnehmen? Sie können auch mehrere Gründe nennen.

   _____
   _____
   _____

2. Wie wichtig ist es für den leiblichen Vater?

   sehr wichtig       wichtig       unwichtig       ganz unwichtig
      ❑                 ❑              ❑                  ❑

3. Bei getrennt lebenden Paaren: Wie wichtig ist es für Ihren jetzigen Partner?

   sehr wichtig       wichtig       unwichtig       ganz unwichtig
      ❑                 ❑              ❑                  ❑

**OBELDICKS/Arbeitsblatt: Fragebögen I/Eltern**

---

4. Wie wichtig ist es für Ihr Kind selbst?

| sehr wichtig | wichtig | unwichtig | ganz unwichtig |
|:---:|:---:|:---:|:---:|
| ❑ | ❑ | ❑ | ❑ |

5. Wie wichtig ist es für weitere im Haushalt lebende Familienangehörige (z.B. Großeltern, Geschwister)?

| sehr wichtig | wichtig | unwichtig | ganz unwichtig |
|:---:|:---:|:---:|:---:|
| ❑ | ❑ | ❑ | ❑ |

6. Was soll sich durch das Trainingsprogramm in Ihrem Leben (Mutter) ändern?


7. Wie hoch schätzen Sie Ihre Kraft und Ausdauer ein, an einer Veränderung mitzuwirken?

| sehr hoch | eher hoch | eher gering | sehr gering |
|:---:|:---:|:---:|:---:|
| ❑ | ❑ | ❑ | ❑ |

8. Was soll sich durch das Trainingsprogramm im Leben des leiblichen Vaters ändern?


9. Wie hoch schätzen Sie die Kraft und Ausdauer ein, des leiblichen Vaters an einer Veränderung mitzuwirken?

| sehr hoch | eher hoch | eher gering | sehr gering |
|:---:|:---:|:---:|:---:|
| ❑ | ❑ | ❑ | ❑ |

10. Bei getrennt lebenden Paaren: Was soll sich durch das Trainingsprogramm im Leben Ihres Partners ändern?


Wie hoch schätzen Sie die Kraft und Ausdauer Ihres jetzigen Partners ein, an einer Veränderung mitzuwirken?

| sehr hoch | eher hoch | eher gering | sehr gering |
|:---:|:---:|:---:|:---:|
| ❑ | ❑ | ❑ | ❑ |

11. Was soll sich durch das Trainingsprogramm im Leben Ihres Kindes ändern?


Wie hoch schätzen Sie die Kraft und Ausdauer Ihres Kindes ein, an einer Veränderung mitzuwirken?

| sehr hoch | eher hoch | eher gering | sehr gering |
|:---:|:---:|:---:|:---:|
| ❑ | ❑ | ❑ | ❑ |

12. Wieviel müsste sich bei Ihnen (Mutter) bezüglich folgender Bereiche ändern?

Ernährungsgewohnheiten (Essen und Trinken)

| viel | etwas | wenig | gar nichts |
|:---:|:---:|:---:|:---:|
| ❑ | ❑ | ❑ | ❑ |

**OBELDICKS/Arbeitsblatt: Fragebögen I/Eltern**

Bewegung

| viel | etwas | wenig | gar nichts |
|------|-------|-------|------------|
| ❑ | ❑ | ❑ | ❑ |

Umgang mit psychischen Belastungen

| viel | etwas | wenig | gar nichts |
|------|-------|-------|------------|
| ❑ | ❑ | ❑ | ❑ |

andere Bereiche: _____

| viel | etwas | wenig | gar nichts |
|------|-------|-------|------------|
| ❑ | ❑ | ❑ | ❑ |

13. Wie viel müsste sich beim leiblichen Vater bezüglich folgender Bereiche ändern?

Ernährungsgewohnheiten (Essen und Trinken)

| viel | etwas | wenig | gar nichts |
|------|-------|-------|------------|
| ❑ | ❑ | ❑ | ❑ |

Bewegung

| viel | etwas | wenig | gar nichts |
|------|-------|-------|------------|
| ❑ | ❑ | ❑ | ❑ |

Umgang mit psychischen Belastungen

| viel | etwas | wenig | gar nichts |
|------|-------|-------|------------|
| ❑ | ❑ | ❑ | ❑ |

andere Bereiche: _____

| viel | etwas | wenig | gar nichts |
|------|-------|-------|------------|
| ❑ | ❑ | ❑ | ❑ |

14. Bei getrennt lebenden Paaren: Wieviel müsste sich bei Ihrem jetzigen Partner bezüglich folgender Bereiche ändern?

Ernährungsgewohnheiten (Essen und Trinken)

| viel | etwas | wenig | gar nichts |
|------|-------|-------|------------|
| ❑ | ❑ | ❑ | ❑ |

Bewegung

| viel | etwas | wenig | gar nichts |
|------|-------|-------|------------|
| ❑ | ❑ | ❑ | ❑ |

Umgang mit psychischen Belastungen

| viel | etwas | wenig | gar nichts |
|------|-------|-------|------------|
| ❑ | ❑ | ❑ | ❑ |

andere Bereiche: _____

| viel | etwas | wenig | gar nichts |
|------|-------|-------|------------|
| ❑ | ❑ | ❑ | ❑ |

**OBELDICKS/Arbeitsblatt: Fragebögen II/KJ 8-14**

## Fragebogen für Kinder und Jugendliche ab 8 Jahre

Name: _____

Vorname: _____

Ausgefüllt am: _____

Bitte fülle diesen Fragebogen aus und bringe diesen zur Vorstellung mit. Bitte kreuze in den entsprechenden Kreisen das jeweils Zutreffende an. Bei einigen Fragen sind mehrere Antworten möglich. Nicht immer sind alle Antworten vorgegeben. Schreibe bitte in diesem Fall Deine Antwort in die jeweiligen leeren Zeilen.

**Alle Deine Antworten werden selbstverständlich vertraulich behandelt!**

1. Was ist der Hauptgrund Deines Kommens?

2. Seit wann hast Du das Problem mit dem Übergewicht?

3. Warum möchtest Du abnehmen?

4. Was stört Dich an Deinem Übergewicht?

   Aussehen ❑

   Möchte mich schicker anziehen können ❑

   Körperliche Beschwerden ❑

   Kann mich nicht so gut bewegen ❑

   Ich werde von anderen nicht anerkannt ❑

   Ich werde von anderen deswegen geärgert ❑

   Habe keine Freundin/keinen Freund ❑

   befürchte gesundheitliche Schäden ❑

   Sonstiges: _____

5. Derzeitiges Gewicht _____kg

6. Wann hast Du Dich das letzte Mal gewogen?

7. Niedrigstes Gewicht im letzten halben Jahr _____kg

8. Höchstes Gewicht im letzten halben Jahr _____kg

9. Wieviel kg möchtest Du abnehmen? _____kg

10. In welcher Zeit glaubst Du Dein Wunschgewicht erreichen zu können?

11. Was muss passieren, damit Du Dein Wunschgewicht erreichst?

**OBELDICKS/Arbeitsblatt: Fragebögen II/KJ 8-14**

12. Was hast Du bisher versucht, um Dein Gewicht in den Griff zu bekommen?

13. Was haben Deine Eltern bisher getan, um Dir bei diesem Problem zu helfen?

14. Wie viele Personen und wer leben bei Dir zu Hause?

15. Wer noch in der Familie hat ein Problem mit dem Essen?

16. Du gehst sicherlich wie alle anderen Kinder auch zur Schule. Bitte kreuze bei dieser Frage an, wie Du zur Schule kommst

|  | immer | oft | selten | nie |
|---|---|---|---|---|
| Ich fahre mit dem Bus | ❑ | ❑ | ❑ | ❑ |
| Ich werde mit dem Auto hingefahren | ❑ | ❑ | ❑ | ❑ |
| Ich fahre mit dem Fahrrad | ❑ | ❑ | ❑ | ❑ |
| Ich gehe zu Fuß | ❑ | ❑ | ❑ | ❑ |

17. Wie lange brauchst Du meistens, um morgens zur Schule zu kommen? Trage bitte die Minuten ein. _____ Minuten

19. Wie viele Stunden pro Woche machst Du Sport? _____
(außer Schulsport)

20. Nimmst du regelmäßig am Schulsport teil?          Ja ❑     Nein ❑

21. Wie viele Stunden schaust Du Fernsehen pro Tag       _____
Wie viele Stunden spielst Du Computer/Gameboy pro Tag _____

**Vielen Dank, dass Du Dir die Mühe gemacht hast,
den Fragebogen so sorgfältig auszufüllen!**

**OBELDICKS/Arbeitsblatt: Rezepte – Frühstück I/Eltern**

# Vorschläge fürs Frühstück

## Früchtemüsli

**1 Portion:**
1/2 Apfel oder Birne (60 g)
1/4 Banane ohne Schale (30 g)
3 EL Haferflocken (25 g)
◐ 3 EL Joghurt natur 1,5% (60 g) anstatt
● Joghurt natur 3,5%
50 ml Orangensaft 100%

Das Obst kleinschneiden. Joghurt mit dem Orangensaft vermischen und das kleingeschnittene Obst und die Haferflocken zugeben.

◐ 1 gr. Tasse fettarme Milch 1,5% (200 ml)
  anstatt
● Vollmilch 3,5%
1 Teel. Nesquik Kakaopulver (5 g)

Durch ◐ statt ● = 45 Kalorien eingespart

## Knuspermüsli

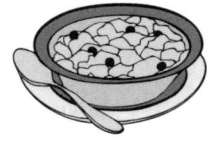

**1 Portion:**
3 EL Haferflocken (25 g)
1 Scheibe Vollkornknäckebrot (10 g)
◐ 2 EL Cornflakes (8 g) anstatt
● „Clusters"
1 EL Rosinen (14 g)
1/2 Banane ohne Schale (60 g)
1 Teel. Kokosraspel (5 g)
◐ 1/2 Becher Joghurt natur 1,5% (75 g) anstatt
● Joghurt natur 3,5%

Banane in Scheiben schneiden. Knäckebrot zerbröseln und gemeinsam mit den Haferflocken, Cornflakes, Rosinen und dem Joghurt über die Bananenscheiben geben. Kokosraspel über das Müsli streuen.

1 gr. Tasse Früchtetee, ohne Zucker (200 ml)

Durch ◐ statt ● = 20 Kalorien eingespart

## Müsli für eine Person

**1 Portion:**
1 Apfelsine geschält (100 g)
1/2 Banane ohne Schale (60 g)
3 EL Haferflocken (25 g)
◐ 2 EL Cornflakes (8 g) anstatt
● „Crunchy Nuts"
2 Teel. gehackte Nüsse (10 g)
◐ 1/2 Becher Joghurt natur 1,5% (75 g) anstatt
● Joghurt natur 3,5%
◐ oder 75ml fettarme Milch 1,5% anstatt
● Vollmilch 3,5%

Das Obst kleinschneiden. Den Joghurt oder die Milch mit Obst, Haferflocken, Cornflakes und den gehackten Nüssen vermischen.

1 gr. Tasse Früchtetee, ohne Zucker (200 ml)

Durch ◐ statt ● = 20 Kalorien eingespart

## Vollkorn-Obst-Schnitte

**1 Portion:**
2 Scheiben Vollkornbrot (90 g)
◐ 1 Teel. Halbfettmargarine (5 g) anstatt
● Butter oder Margarine
◐ 2 Teel. Honig (20 g) anstatt
● Nutella
1 Apfel (125 g)

Brot mit Margarine und Honig bestreichen. Apfel mit Schale in dünne Spalten schneiden. Auf das Honigbrot legen oder dazu verzehren.

1 Tasse Malzkaffee (150 ml)
◐ mit 50ml fettarmer Milch 1,5% anstatt
● Vollmilch 3,5%

Durch ◐ statt ● = 70 Kalorien eingespart

# Vorschläge fürs Frühstück

## Gurken-Sandwich mit Käse und Wurst

**1 Portion:**
1 Scheibe Roggenmischbrot (45 g)
1 Scheibe Pumpernickel (40 g)
◒ 1 Teel. Senf oder Tomatenmark oder Ketchup (5 g) anstatt
● Butter
◒ 1 Scheibe Schnittkäse 30% Fett i. Tr (30 g) anstatt
● Schnittkäse 45% Fett i. Tr.
◒ 1 Scheibe Putenbrustaufschnitt (30 g) anstatt
● Mortadella
10 dünne Scheiben Gurke (50 g)

Brote jeweils mit Senf, Tomatenmark oder Ketchup bestreichen. Eines mit Käse belegen, das andere mit Putenbrust belegen. Auf beiden die Gurkenscheiben verteilen. Brote mittig durchschneiden und zuklappen.

1 gr. Tasse Kräuter- oder Früchtetee, ohne Zucker (200 ml)

Durch ◒ statt ● = 130 Kalorien eingespart

## Tomaten-Käse-Brötchen

**1 Portion:**
1 Glas Orangensaft 100% mit Mineralwasser 1:1 gemischt (200 ml)
1 Roggenschrotbrötchen (60 g)
◒ 1 Teel. Halbfettmargarine (5 g) anstatt
● Margarine
◒ 1 Portion Camembert 30% Fett i. Tr. (35 g) anstatt
● Camembert 70% Fett i. Tr.
◒ 2 Teel. Exquisa „Sport" (30 g) anstatt
● Exquisa 70% Fett i. Tr.
1 Tomate (70 g)

Eine Brötchenhälfte mit Margarine bestreichen und Camembert auflegen. Die andere Hälfte mit Frischkäse bestreichen. Die Tomate in Scheiben schneiden und beide Hälften belegen.

1 gr. Tasse Kräuter- oder Früchtetee, ohne Zucker (200 ml)

Durch ◒ statt ● = 145 Kalorien eingespart

## Süßer Vollkorntoast

**1 Portion:**
2 Scheiben Vollkorntoast (60 g)
◒ 1 EL Magerquark (20 g) anstatt
● Quark 40% Fett i. Tr.
2 Teel. Honig (20 g)
1 Kiwi oder anderes Obst (70 g) anstatt
◒ 1/2 Becher Fruchtjoghurt 1,5% (75 g)
● Fruchtjoghurt 3,5%

Brot toasten. Mit Magerquark und Honig bestreichen. Kiwi (oder anderes Obst) in dünne Scheiben schneiden und die Toastscheiben damit belegen. Dazu einen Fruchtjoghurt als Nachspeise.

1 gr. Tasse Kräuter- oder Früchtetee, ohne Zucker (200 ml)

Durch ◒ statt ● = 50 Kalorien eingespart

## Schinken-Vegi-Brot

**1 Portion:**
1 1/2 Scheiben Mehrkornbrot (75 g)
◒ 1 Teel. Halbfettmargarine (5 g) anstatt
● Butter
◒ 1 Scheibe gekochter Schinken ohne Fettrand (30 g) anstatt
● Salami
1 Portion Tartex (25 g)

Ein Brot mit Margarine und gekochtem Schinken belegen. Die andere halbe Scheibe mit Tartex bestreichen.

◒ 1 Tasse fettarme Milch 1,5% (150 ml) anstatt
● Vollmilch 3,5%

Durch ◒ statt ● = 120 Kalorien eingespart

**OBELDICKS/Arbeitsblatt: Rezepte – Pausenfrühstück I/Eltern**

# Vorschläge für das Pausenfrühstück

## Süßes Pausenbrot

**1 Portion:**
1 Scheibe Weizenmischbrot (50 g)
◑ 2 Teel. Magerquark (30 g) anstatt
● 1 Portion Butter (20 g)
◑ 1 Teel. Marmelade (10 g) anstatt
● Nutella

○ 1 kleine Flasche Mineralwasser (250 ml)
(PET-Flasche oder kalt in der Sigg-Flasche
mitnehmen) anstatt
● Kakao aus Vollmilch

Durch ◑ bzw. ○ statt ● = 390 Kalorien eingespart

## Camembert-Knäcke mit Rohkost

**1 Portion:**
2 Scheiben Vollkornknäckebrot (20 g)
1 Teel. Senf, Ketchup oder Tomatenmark (5 g)
◑ 1 Portion Camembert 30% Fett i. Tr. (30 g)
anstatt
● Camembert 70% Fett i. Tr.
○ Gurke in Scheiben (100 g) Zum Knabbern!
anstatt
● 1 Kindermilchschnitte

1 Glas Apfelsaftschorle (200 ml)
(1/3 Apfelsaft 100%ig (50 ml) mit 2/3 Mineralwasser (150ml)
(in einer Sigg-Flasche abgefüllt mitnehmen)

Durch ◑ statt ● = 190 Kalorien eingespart

## Rosinenbrötchen mit Obst

**1 Portion:**
◑ 1 Rosinenbrötchen (45 g) anstatt
● 1 Schokoladenbrötchen o. Schoko-Crossaint
1 Apfel oder anderes Obst (125 g)

○ 1 Becher Früchtetee, ohne Zucker (200 ml)
(kalt in der Sigg-Flasche mitnehmen) anstatt
● 1 Tüte Capri-Sonne

Durch ◑ bzw. ○ statt ● = 215 Kalorien eingespart

## Putenbrust-Sandwich

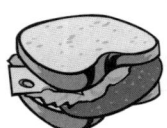

**1 Portion:**
2 Scheiben Vollkorntoast (60 g)
2 Salatblätter (25 g)
◑ 1 Teel. Senf, Ketchup oder Tomatenmark (5 g)
anstatt
● Margarine
◑ 1 Scheibe Putenbrust (30 g) anstatt
● Salami

Eine Scheibe Toast mit Senf, Ketchup oder Tomatenmark bestreichen, gewaschene und abge-
tropfte Salatblätter und die Putenbrust auflegen.
Mit der zweiten Toastscheibe abdecken.

1 gr. Tasse Früchte- oder Kräutertee (200 ml)
(kalt in der Sigg-Flasche mitnehmen)

Durch ◑ statt ● = 105 Kalorien eingespart

OBELDICKS/Arbeitsblatt: Rezepte – Mittagessen I/Eltern

# Familienrezept-Vorschläge fürs Mittagessen

## Bohnen-Tomaten-Gemüse mit Reis und Schweinefleisch

**Familienrezept für 4 Personen:**
- ◕ 4 kleine Schweinefilets natur (320 g) anstatt
- ● Schweineschnitzel paniert
- 2 Teel. Rapsöl zum Anbraten (8 g)
- ○ Naturreis gekocht (480 g)

**Bohnen-Tomaten-Gemüse**
1 große Zwiebel (80 g)
grüne Bohnen (320 g)
Tomaten aus der Dose (280 g)
- ◕ 1 Becher Joghurt natur 1,5% (150 g) anstatt
- ● Crème Fraîche 30% Fett
1 Bund frische Petersilie

Schweinefilet in Rapsöl anbraten. Reis nach Packungsanweisung kochen. Zwiebel kleinschneiden und in einer Pfannne mit etwas Wasser glasig dünsten. Bohnen, in Stücke geschnittene Tomaten und -saft zugeben und aufkochen lassen. Joghurt mit kleingeschnittener Petersilie unterrühren und mit
Gewürzen abschmecken.

**dazu für 1 Person:**
1 Glas Mineralwasser (200 ml)

Durch ◕ bzw. ○ statt ● = 160 Kalorien eingespart

## Gemüsepfanne mit Hähnchenfleisch und Früchtemixmilch

**Familienrezept für 4 Personen:**
- ◕ 400g Hähnchenbrustfilet anstatt
- ● Hähnchen mit Haut
3 EL Rapsöl (36 g)
2 rote Paprika (300 g)
200 g Weißkohl
2 Lauchstangen oder
300 g Frühlingszwiebeln
3 Möhren (300 g)
100 g Sojasprossen
Pfeffer, Jodsalz, Paprika
evtl. Knoblauch, 4 EL Sojasauce (60 g)

**davon 200 g**

Hähnchenbrust schnetzeln und in Rapsöl anbraten. Herausnehmen und warm stellen. Alle Gemüsesorten fein schneiden und im Bratenfond andünsten. Mit Jodsalz, Gewürzen, Sojasoße würzen und mit der Hähnchenbrust noch ca. 10 Minuten leicht köcheln lassen.

**dazu für 1 Person:**
- ○ 6 EL Naturreis, gekocht (150 g) anstatt
- ● Bratkartoffeln mit Speck und Zwiebeln

1 Glas Früchtemixmilch (200 ml)
- ◕ Mixmilch aus 2/3 fettarmer Milch 1,5% (150 ml)
  und 1/3 Obstsaft 100% (50 ml) anstatt
- ● Mixmilch aus 2/3 Vollmilch 3,5% (150 ml),
  und 1/3 Aprikosen-Orangen-Nektar (50 ml)

Durch ◕ bzw. ○ statt ● = 125 Kalorien eingespart

# Familienrezept-Vorschläge fürs Mittagessen

## Kartoffelgratin mit Paprika-Mais-Gurkensalat

**Familienrezept für 4 Personen:**
800 g Pellkartoffeln
◗ 3 EL saure Sahne 10% Fett (60 g) anstatt
● Crème Fraîche 30% Fett
◗ 6 EL fettarme Milch 1,5% (90 g) anstatt
● Vollmilch 3,5%
1 Bund Petersilie
Jodsalz, Muskat, Pfeffer
600 g Lauch
10 g Margarine
◗ 75 g geriebener Käse 30% Fett i. Tr. anstatt
● Käse 45% Fett i. Tr.

Kartoffeln kochen, pellen und mit saurer Sahne, Milch, Kräutern und Gewürzen zu Kartoffelpüree verarbeiten. Den in Ringe geschnittenen Lauch mit Margarine andünsten. In eine Auflaufform abwechselnd Kartoffelpüree und Lauch einschichten. Mit dem geriebenen Käse überstreuen und anschließend im vorgeheizten Backofen bei 180 Grad ca. 15 Minuten im Backofen überbacken.

1 kl.Salatgurke (300 g)
1-2 Paprika (rot u. grün) (300 g)
1 Zwiebel (80 g)
2 EL Olivenöl (24 g)
Essig, Pfeffer, Jodsalz,
Senf, Prise Zucker
1 Dose Mais (280 g)

Gurke, Paprika und Zwiebeln in feine Würfel schneiden. Aus Olivenöl, Essig und Gewürzen eine Salatsoße herstellen. Gemüsewürfel und den Mais unterheben.

**dazu für 1 Person:**
1 Becher Früchtetee (200 ml)
○ 1 Apfel (125 g) anstatt
● Milchspeiseeis von der Eisdiele (70 g)

Durch ◗ bzw. ○ statt ● = 65 Kalorien eingespart

## Nudelauflauf mit Apfel-Schokodessert

**Familienrezept für 4 Personen:**
250 g Vollkorn-Bandnudeln
1 Knoblauchzehe
1 Teel. Rapsöl (4 g)
○ 450 g Blattspinat (frisch oder TK) anstatt
● Rahmspinat (TK)
300 g Erbsen (frisch oder TK)
2 Eier (110 g)
◗ 1 Becher Joghurt 1,5% (150 g) anstatt
● Joghurt 3,5%
◗ 100 g gekochten Schinken ohne Fettrand anstatt
● Salami
Jodsalz, Pfeffer, Paprika
◗ 100 g geriebenen Käse 30% Fett i. Tr. anstatt
● Käse 45% Fett i. Tr.

Nudeln in Salzwasser ca. 6 Minuten garkochen. Gehackte Knoblauchzehen in Öl andünsten. Den Spinat zugeben, dünsten und salzen. Eier und Joghurt verrühren. Den in Streifen geschnittenen Schinken dazugeben. In eine Auflaufform nacheinander Nudeln, Spinat, Erbsen einschichten und geriebenen Käse überstreuen. Eier-Schinken-Masse übergießen. Im Backofen bei 180 Grad ca. 30 Minuten backen.

**dazu für 1 Person:**
1/2 Apfel (60 g)
◗ 2 EL Joghurt 1,5% (40 g) anstatt
● Sahnejoghurt 10%
1 Teel. Kokosraspel (3 g)
1 Teel. Instant-Kakaopulver (5 g)

Apfel mit Schale kleinschneiden. Joghurt mit Kokosraspeln und Kakao vermischen, über die Apfelstücke streuen.

1 Glas Mineralwasser (200 ml)

Durch ◗ bzw. ○ statt ● = 175 Kalorien eingespart

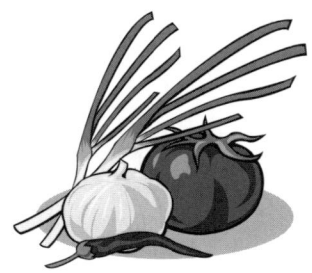

**OBELDICKS/Arbeitsblatt: Rezepte – Mittagessen III/Eltern**

# Familienrezept-Vorschläge fürs Mittagessen

## Möhren-Apfel-Gemüse mit Kartoffeln und Geflügelleber

**Familienrezept für 4 Personen:**
750 g Möhren
etwa 1/8 l Salzwasser (Jodsalz)
2 Äpfel (250 g)
◒ 20 g Halbfettmargarine anstatt
● Margarine
1 Bund Petersilie (10 g)
Jodsalz, Pfeffer

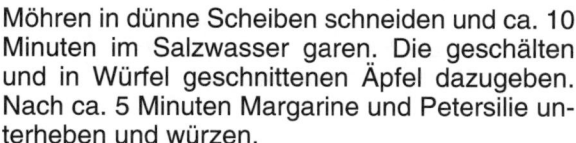

Möhren in dünne Scheiben schneiden und ca. 10 Minuten im Salzwasser garen. Die geschälten und in Würfel geschnittenen Äpfel dazugeben. Nach ca. 5 Minuten Margarine und Petersilie unterheben und würzen.

○ 8 mittlere Pellkartoffeln gekocht (640 g) anstatt
● Pommes Frites aus der Friteuse
◒ 4 Scheiben Geflügelleber (360 g) anstatt
● Geflügelleber paniert
4 Teel. Rapsöl (16 g)
○ 1 Zwiebel (80 g) anstatt
● Zwiebel in Sahne gedünstet
Kräuter nach Geschmack

Leber beidseitig im Rapsöl anbraten, Zwiebelringe mitbräunen. Nach dem Braten salzen und würzen. Gedünstete Zwiebelringe über die Leberscheiben geben. Mit Kräutern nach Geschmack verzieren.

**dazu für 1 Person:**
1 Glas Mineralwasser (200 ml)

Durch ◒ bzw. ○ statt ● = 330 Kalorien eingespart

## Eisbergsalat mit Kartoffeln und Gulasch

**Familienrezept für 4 Personen:**
1 Eisbergsalat (ca. 250 g)
Salatsoße:
2 EL Rapsöl (24 g)
2 EL Zitronensaft (30 g)
1 Teel. körniger Senf (5 g)
Jodsalz, Pfeffer, Kräuter

Salat waschen, schleudern und kleinzupfen. Aus Öl, Zitronensaft, Senf sowie den Gewürzen und Kräutern eine Marinade bereiten und über die Salatblätter gießen.

2 EL Rapsöl (24 g)
◒ 350 g mageres Rindfleisch in Würfeln anstatt
● mittelfettes Rindfleisch in Würfeln
3 Zwiebeln, gewürfelt (240 g)
2 EL Weizenvollkornmehl (20 g)
○ 100 ml Wasser anstatt
● Sahne
1 kl. Dose Champignons (170 g Abtropfgewicht)
4 Tomaten (300 g), abgezogen und gewürfelt
Paprika, Pfeffer, Jodsalz

Öl erhitzen und die Fleischwürfel von allen Seiten braun anbraten. Die Zwiebelwürfel dazugeben und glasig dünsten, das Mehl mit anschwitzen. Wasser, Jodsalz und Pfeffer dazugeben und das Fleisch zugedeckt gar schmoren. Gegen Ende der Garzeit Champignons und Tomaten hinzufügen, mit Gewürzen abschmecken.

**dazu für 1 Person:**
1 1/2 Vollkornknödel gekocht (150 g)
1 Glas Mineralwasser (200 ml)

Durch ◒ bzw. ○ statt ● = 100 Kalorien eingespart

**OBELDICKS/Arbeitsblatt: Rezepte – Mittagessen IV/Eltern**

# Familienrezept-Vorschläge fürs Mittagessen

## Blattspinat mit Kartoffelschnee und Fischstäbchen

**Familienrezept für 4 Personen:**
○ 2 Pakete Blattspinat (800 g) frisch oder TK anstatt
● Rahmspinat frisch oder TK
Jodsalz, Pfeffer,
Gemüsebrühe

TK Spinat im Topf bei mittlerer Hitze auftauen. Mit Jodsalz, Pfeffer und Gemüsebrühe würzen.

800 g Kartoffeln
Salzwasser (Jodsalz)

Kartoffeln in Salzwasser kochen und anschließend durchpressen.

◒ 12 Fischstäbchen TK (360 g) im Backofen zubereitet anstatt
● Fischstäbchen in 2 EL Öl gebraten

○ 1 Glas Apfelsaftschorle (200 ml)
(1/3 Apfelsaft 100%ig (50 ml) mit 2/3 Mineralwasser (150 ml)) anstatt
● Apfelfruchtsaftgetränk (z.B. Capri Sonne)

Durch ◒ bzw. ○ statt ● = 220 Kalorien eingespart

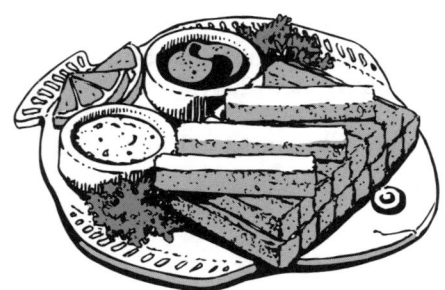

## Bohnensuppe mit Paprika und Vollkornbrötchen

**Familienrezept für 4 Personen:**
1 Dose Weiße Bohnen (400 g)
800 ml Wasser
1 Gemüsezwiebel (200 g)
2 EL Rapsöl (24 g)
2 kleine Paprika rot und grün (200 g)
5 EL Tomatenmark (100 g)
1-2 Knoblauchzehen (10 g)
◒ 1 Becher saure Sahne 10% Fett (150 g) anstatt
● Sahne 30% Fett
Jodsalz, Pfeffer, Gemüsebrühe,
Paprika

Bohnen mit Gemüsebrühe erhitzen. Zwiebel und Paprika in Streifen schneiden und mit feingehacktem Knoblauch in Rapsöl andünsten. Mit dem Tomatenmark und Paprikapulver in die Suppe geben und ca. 30 Minuten köcheln lassen. Zum Schluss saure Sahne daruntergeben, mit Jodsalz und Pfeffer abschmecken.

**dazu für 1 Person:**
○ 1 Vollkornbrötchen (60 g) anstatt
● 1 Käsebrötchen

○ 1 Glas Apfelsaftschorle (200 ml)
(1/3 Apfelsaft 100%ig (50 ml) mit 2/3 Mineralwasser (150 ml)) anstatt
● einer Dose Cola

Durch ◒ bzw. ○ statt ● = 315 Kalorien eingespart

**OBELDICKS/Arbeitsblatt: Rezepte – Mittagessen V/Eltern**

# Familienrezept-Vorschläge fürs Mittagessen

## Ofenkartoffeln mit Kräuterquark

**Familienrezept für 4 Personen:**
◑ 800g Kartoffeln (im Backofen) anstatt
● Kartoffelspalten in der Friteuse zubereitet
3 EL Rapsöl (36 g)
Jodsalz, Pfeffer
Kräuter (z.B. Majoran, Kümmel, Rosmarin)

Kartoffeln gut waschen, abtrocknen und der Länge nach durchschneiden. Öl mit Jodsalz, Pfeffer und Kräutern verschlagen. Kartoffeln mit der Schnittfläche auf ein gefettetes Backblech setzen. Die Schale mit dem gewürzten Öl bepinseln. Bei 180-200 Grad ca. 30 Minuten im Ofen backen.

◑ 1 Becher Magerquark (250 g) anstatt
● Sahnequark 40% Fett
◑ 2 Becher Joghurt 1,5% (300 g) anstatt
● Vollmilchjoghurt 3,5%
◑ 2 EL fettarme Milch 1,5% (30 ml) anstatt
● Vollmilch 3,5%
1 EL Mineralwasser (15 ml)
7 EL frische Kräuter (z.B. Petersilie, Schnittlauch)
Jodsalz, Pfeffer, Paprika

**dazu für 1 Person:**
◑ 1 Tasse fettarme Milch 1,5% (150 ml) anstatt
● Vollmilch 3,5%
mit 1 Teel. Kakaogetränkepulver (4 g)

Durch ◑ statt ● = 300 Kalorien eingespart

## Gemüse-Bolognese mit Vollkornspaghetti

**Familienrezept für 4 Personen:**
◑ kein Fleischeinsatz anstatt
● Gehacktes halb & halb
2 kleine Zwiebeln (80 g)
10 g Margarine
3 Möhren (300 g)
1 Stange Lauch (150 g)
1 Paprikaschote (150 g)
300 g Tomaten (ca. 4 Stück) oder
1 kl. Dose (Einwaage 400 g)
75 g Tomatenmark (1 kl. Dose)
1 Dose Mais (280 g)
50 ml Gemüsebrühe
Jodsalz, Pfeffer und Kräuter
(z.B. Oregano, Basilikum, Thymian)

Zwiebel würfeln und in Margarine glasig dünsten. Möhren putzen, in feine Scheiben schneiden und 5 Minuten mitdünsten. Lauchringe, Paprikawürfel, Tomatenwürfel mit Flüssigkeit, Tomatenmark, abgetropften Mais und Gemüsebrühe zugeben. Alles zusammen weitere 5 Minuten garen. Danach würzen.

**dazu für 1 Person:**
4 EL Vollkornspaghetti gekocht (80 g)

1 Glas Mineralwasser oder Früchte- oder Kräutertee (200 ml)

Durch ◑ statt ● = 250 Kalorien eingespart

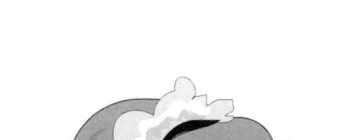

## Familienrezept-Vorschläge fürs Mittagessen

### Nudel-Brokkoli-Auflauf

**Familienrezept für 4 Personen:**
125 g Spiral-Vollkornnudeln
Salzwasser (Jodsalz)
650 g Brokkoli
◑ 1/4 Becher Saure Sahne 10% (35 g) anstatt
● Sahne 30% Fett
◑ 1/2 Glas fettarme Milch 1,5% (100 ml) anstatt
● Vollmilch 3,5%
150 ml Brokkoligemüsewasser
1 kleines Ei (50 g)
◑ 40 g Käse 30% Fett i. Tr. anstatt
● Käse 45% Fett i. Tr.
Jodsalz, Pfeffer und Curry

Nudeln bissfest garen. Den Brokkoli in Salzwasser halbgar kochen (ca. 7 Minuten). Gekochte Nudeln und Brokkoli schichtweise in eine gefettete Auflaufform füllen. Saure Sahne, Milch, Brokkoliwasser und Gewürze miteinander verrühren und über den Auflauf gießen. Zuletzt den geriebenen Käse darüberstreuen. Im vorgeheizten Ofen bei 200 Grad ca. 30 Minuten backen.

**dazu für 1 Person:**
○ 15 Kirschen (90 g) oder anderes frisches Obst anstatt
● „Magnum classic" Eis

○ 1 Glas Obstsaftschorle (200 ml) (1/3 Obstsaft 100%ig (50 ml) mit 2/3 Mineralwasser (150 ml)) anstatt
● Sprite Zitronenlimonade

Durch ◑ bzw. ○ statt ● = 300 Kalorien eingespart

### Ein Essen bei McDonald's

**für 1 Person:**
◑ 1 Hamburger (103 g) anstatt
● Big Mäc (212 g)
◑ 1 Mexicansalat (170 g) anstatt
● Chefsalat
◑ 1 Portion Hausmacherdressing leicht (50 ml) anstatt
● Hausmacherdressing
○ 1 Glas Mineralwasser (200 ml) anstatt
● Cola

Durch ◑ bzw. ○ statt ● = 550 Kalorien eingespart

**OBELDICKS/Arbeitsblatt: Rezepte – Mittagessen VII/Eltern**

# Familienrezept-Vorschläge fürs Mittagessen

## Gemüse-Thunfisch-Pizza

**Familienrezept für 8 Stücke:**
**Teig:**
500 g Weizenmehl Typ 1050
2 P. Trockenhefe (15 g)
ca. 300 ml warmes Wasser
1 EL Öl (12 g)
1 Prise Zucker
1/2 Teel. Jodsalz (3 g)
**Soße:**
1 Dose Pizza Tomaten (400 g)
3 EL Tomatenmark (60 g)
Oregano, Jodsalz, Pfeffer, Knoblauch
**Belag:**
1 Zwiebel (80 g)
200 g Champignons
2 kleine Paprika (150 g)
250 g Brokkoli oder Blattspinat oder Zucchini
1 kleine Dose Mais (150 g)
◒ 250 g geriebener Käse 30% Fett i. Tr. anstatt
● Käse 45% Fett i. Tr.
◒ 2 Dosen Thunfisch in Wasser (300 g) anstatt
● Thunfisch in Öl

Das Mehl in eine Schüssel geben. Hefe, Wasser, Öl, Zucker und Salz hinzugeben und mit dem Knethaken solange rühren, bis der Teig sich vom Schüsselrand löst. Zugedeckt 30 Minuten gehen lassen, bis er ungefähr doppelt so groß ist. Den Teig nochmals durchkneten und auf einem Blech mit Backpapier ausrollen. Für die Soße die Zutaten zu einer Tomatensoße kochen abkühlen lassen und auf dem Teig verteilen. Für den Belag Zwiebel, Champignons, Zucchini und Paprika klein schneiden, Brokkoli in Röschen zerteilen und mit dem Mais und den Thunfisch auf dem Teig verteilen, Käse darüberstreuen und 10 Minuten gehen lassen. Im Backofen bei 220 Grad ca. 30-40 Minuten auf mittlere Schiene backen.

**dazu für 1 Person:**
10 Scheiben Gurke (100 g)
○ 1 Glas Mineralwasser (200 ml) anstatt
● Malzbier

Durch ◒ bzw. ○ statt ● = 300 Kalorien eingespart

## Fisch-Gemüse-Auflauf

**Familienrezept für 4 Personen:**
◒ 600 g Seelachs- oder Kabeljaufilet anstatt
● Lachsfilet
2 EL Zitronensaft (30 g)
100 g Lauch
100 g Erbsen-Möhren-Gemüse (TK) **oder**
200 g TK-Misch-Gemüse (z. B. Brokkoli, Paprika, Möhren, Erbsen)
**Soße:**
◒ 2 Becher Joghurt 1,5% (300 g) anstatt
● Joghurt 3,5%
◒ 1/2 Becher Saure Sahne 10% Fett (75 g) anstatt
● Crème Fraîche 30% Fett
1 kleine Dose Tomaten (300 g)
1 EL Tomatenmark (20 g)

Fischfilet mit Zitronensaft beträufeln und einige Minuten ziehen lassen. Dann Filet in Stücke schneiden. Lauch in Ringe schneiden, mit etwas Wasser andünsten und mit Erbsen-Möhren-Gemüse oder Mischgemüse vermengen. Den Fisch mit dem Gemüse mischen und in eine Auflaufform geben. Für die Soße die Zutaten verrühren und über die Fisch-Gemüse-Mischung gießen. Im Backofen bei 180 Grad ca. 30-40 Minuten auf mittlerer Schiene backen.

**dazu für 1 Person:**
2 Pellkartoffeln (160 g)

○ 1 Glas Obstsaftschorle (200 ml)
(1/3 Obstsaft 100%ig (50 ml) mit 2/3 Mineralwasser (150 ml)) anstatt
● Orangen-Fruchtsaftgetränk (z.B.Capri-Sonne)

Durch ◒ bzw. ○ statt ● = 300 Kalorien eingespart

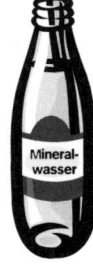

**OBELDICKS/Arbeitsblatt: Rezepte – Mittagessen VIII/Eltern**

## Familienrezept-Vorschläge fürs Mittagessen

**Eisbergsalat-Orangensalat mit Vollkornnudeln und Putenschnitzel**

**Familienrezept für 4-6 Personen:**
- ◒ 1 Becher Joghurt 1,5% (150 g) anstatt
- ● Joghurt 3,5%
1 Orange (150 g)
1 Kopf Eisbergsalat (250 g)
2 EL Zitronensaft (30 g), Jodsalz
1 Teel. Zucker (5 g)

Eisbergsalat kleinzupfen, Orange in Stücke schneiden. Aus Joghurt, Zitronensaft, Salz und Zucker ein Dressing herstellen und über die Salat-Orangen-Mischung geben.

- ◒ 4 kleine Putenschnitzel natur (320 g)
in eine heiße beschichtete Pfanne legen und mit einem Schuss Mineralwasser mit Kohlensäure ablöschen. Mit der anderen Seite genauso verfahren anstatt
- ● Putenschnitzel paniert und in Öl gebraten
Vollkornnudeln gekocht (320 g)
Ketchup (60 g)

**dazu für 1 Person:**
1 Glas Mineralwasser (200 ml)

Durch ◒ statt ● = 130 Kalorien eingespart

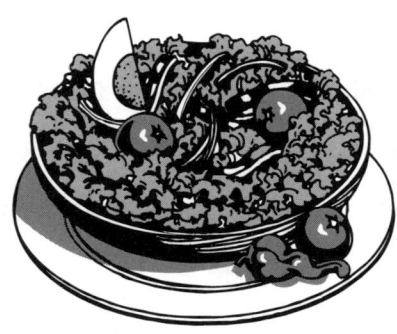

**Dinkel-Gemüse-Bratlinge mit Apfelmus**

**Familienrezept für 4 Personen:**
- ◒ Rezept ohne Fleischeinsatz anstatt
- ● Gehacktes halb & halb für Frikadellen
150 g grob geschrotetes Dinkelgetreide
150 g Gemüse (Zucchini und Möhren)
350 ml Gemüsebrühe
1 Zwiebel (80 g)
2 kleine Eier (100 g)
75 g Haferflocken
Paprikapulver, Curry, Jodsalz,
Pfeffer, Kräuter
2 EL Rapsöl zum Braten (24 g)

Dinkelschrot in Gemüsebrühe kurz aufkochen und auf ausgeschalteter Herdplatte weitere 20 Minuten ziehen lassen. Gemüse grob raspeln, Zwiebel würfeln. Mit den Eiern, Haferflocken und Gewürzen unter das Dinkelschrot rühren. Puffer formenund im Rapsöl ausbacken.

**Familienrezept für 4 Personen:**
- ○ 4 Äpfel (500 g) anstatt
- ◒ Konserven Apfelmus mit Zucker
etwas Wasser
Zimt nach Geschmack

Äpfel schälen und kleinschneiden. Mit etwas Wasser in einen Topf geben. Kurz aufkochen lassen und bei kleiner Stufe weiterköcheln lassen, bis die Apfelstücke anfangen zu zerfallen. Nach Belieben mit einem Pürierstab zu Mus verarbeiten oder als Stücke verzehren und mit Zimt abschmecken.

**dazu für 1 Person:**
- ○ 1 Glas Mineralwasser (200 ml) anstatt
- ● Eistee (z. B. Nestea Tropic)

Durch ◒ bzw. ○ statt ● = 350 Kalorien eingespart

**OBELDICKS/Arbeitsblatt: Rezepte – Mittagessen IX/Eltern**

# Familienrezept-Vorschläge fürs Mittagessen

## Rotes Linsengemüse

**Familienrezept für 4 Personen:**
2 kleine Zwiebeln (80 g)
1 Knoblauchzehe (5 g)
1 EL Rapsöl (12 g)
250 g Rote Linsen
500 ml Gemüsebrühe
○ 250 g Möhren anstatt
● Mettwurst
1 Stange Lauch (150 g)
Jodsalz, Cayennepfeffer, Thymian
etwas Honig und 1 Bund Schnittlauch (10 g)

Zwiebeln und Knoblauchzehen abziehen und fein würfeln. Öl in einem Topf erhitzen, Zwiebel- und Knoblauchwürfel darin dünsten, Linsen und Gemüsebrühe zugeben und im geschlossenen Topf bei schwacher Hitze ca. 5 Minuten kochen lassen. In der Zwischenzeit Möhren und Lauch putzen und waschen. Möhren schälen und in feine Scheiben schneiden. Lauch in Ringe schneiden. Möhrenscheiben und Lauchringe zu den Linsen geben und weitere 10 Minuten garen. Das Gemüse mit Salz, Cayennepfeffer, Thymian und Honig abschmecken. Schnittlauch waschen, trockentupfen, in feine Röllchen schneiden und über das Linsengemüse streuen.

**dazu für 1 Person:**
○ 1 Apfel (125 g) anstatt
● ein Mars

1 Glas Mineralwasser (200 ml)

Durch ◕ bzw. ○ statt ● = 425 Kalorien eingespart

## Tomatenfisch mit Kartoffelpüree

**Familienrezept für 4 Personen:**
◕ 600 g Seelachs- oder Kabeljaufiletfilet, natur anstatt
● Seelachs- oder Kabeljaufilet paniert
700 ml passierte Tomaten
2 EL Rapsöl (24 g)
2 kl. Zwiebeln (80 g)
◕ 1/4 Becher Saure Sahne 10% Fett (35 g) anstatt
● Saure Sahne 30% Fett
Jodsalz, Pfeffer, Thymian, Zucker, Zitronensaft

Fisch in Würfel schneiden, mit Zitronensaft und Jodsalz würzen. Die Zwiebeln fein hacken, in Rapsöl andünsten; Tomaten zugeben. Mit Jodsalz, Gewürzen und einer Prise Zucker abschmecken und 10 Minuten köcheln lassen. Den Fisch und die Saure Sahne hineingeben und nochmals 10 Minuten garen. Nach Bedarf nachwürzen.

500 g Kartoffeln, geschält und gekocht
◕ 125 ml fettarme Milch 1,5% anstatt
● Vollmilch 3,5%
◕ 20 g Halbfettmargarine anstatt
● Butter oder Margarine
Jodsalz, Muskat

Heiße Kartoffeln stampfen, mit Milch und Margarine glattrühren. Mit Jodsalz und Muskat abschmecken.

**dazu für 1 Person:**
1 Glas Mineralwasser (200 ml)

Durch ◕ statt ● = 220 Kalorien eingespart

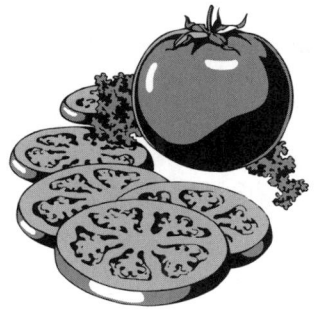

OBELDICKS/Arbeitsblatt: Rezepte – Mittagessen X/Eltern

## Familienrezept-Vorschläge fürs Mittagessen

### Tomaten-Basilikum-Omelett mit Vollkorntoast und Apfeljoghurt

**Familienrezept für 4 Personen:**
4 Tomaten (300 g)
4 Eier (220 g)
◑ 4 Teel. fettarme Milch 1,5% (28 g) anstatt
● Sahne 30%
4 Teel. Rapsöl (16 g)
Jodsalz, Pfeffer, etwas Zitronensaft
frische Petersilie, Schnittlauch
einige Blätter Basilikum

Tomaten in dünne Scheiben schneiden. Eier mit Milch, Salz, Pfeffer, frischen kleingeschnittenen Kräutern und Zitronensaft kräftig verschlagen. Das Ei-Kräuter-Gemisch in eine heiße beschichtete Pfanne mit dem Rapsöl gießen. Stocken lassen und zwischendurch die Pfanne rütteln, damit die Eimasse weiter stocken kann. Nach 5 Minuten die Tomatenscheiben und Basilikumblätter auf die Omelettmasse geben und weitere 5 Minuten auf kleiner Stufe durchziehen lassen.

**dazu für 1 Person:**
○ 2 Scheiben Vollkorntoast getoastet (60 g) anstatt
◑ Toastbrot getoastet

**Familienrezept für 4 Personen:**
◑ 1 gr. Becher fettarmer Naturjoghurt 1,5% (250 g) anstatt
● Vollmilchjoghurt natur 3,5%
1 EL Zucker oder Honig (15 g)
1-2 Äpfel (200 g), etwas Zitronensaft anstatt
● **zusätzlicher** geschlagener Sahne
evtl. Zimt

Joghurt mit Zucker oder Honig und Zitronensaft vermischen. Die Äpfel waschen, schälen, grob raspeln, unter den Joghurt heben. Nach Belieben mit Zimt bestreuen.

**dazu für 1 Person:**
1 Glas Obstsaftschorle (200 ml)
(1/3 Obstsaft 100%ig (50 ml) mit 2/3 Mineralwasser (150 ml))

Durch ◑ bzw. ○ statt ● = 110 Kalorien eingespart

### Bunter Salat mit Backofen-Pommes-Frites und Hähnchenbrustfilet

**Familienrezept für 4 Personen:**

1/2 Kopf Weißkohl (200 g)
1 rote Paprika (150 g)
1 grüne Paprika (150 g)
1 Möhre (100 g)
1 kleine Dose Maiskörner (150 g)
2 EL Rapsöl (24 g)
○ 2 EL Weizenkeime (20 g) anstatt
● Croûtons in Fett gebacken
4 EL Kräuteressig (60 g), Jodsalz, Pfeffer

Weißkohl fein schneiden, Karotte grob raspeln, Paprika in kleine Würfel schneiden und alles mit den Maiskörnern vermengen. Öl dazugeben, vermengen und mit Kräuteressig, Jodsalz und Pfeffer abschmecken. Weizenkeime darüberstreuen.

**dazu für 1 Person:**

◑ 1 Portion Backofen-Pommes-Frites (150 g) auf Backpapier im Backofen gegart anstatt
● Pommes frites aus der Friteuse
◑ 1 kleines Hähnchenbrustfilet natur (80 g) ohne Fett gebraten anstatt
● Geflügel Dippers in Backteig und 1 EL Öl gebraten

◑ 1 Becher (150 g) fettarmer Fruchtjoghurt 1,5% anstatt
● Vollmilch-Fruchtjoghurt 3,5%

1 Glas Mineralwasser (200 ml)

Durch ◑ bzw. ○ statt ● = 330 Kalorien eingespart

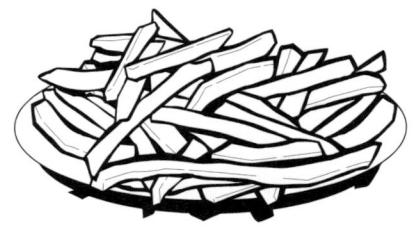

**OBELDICKS/Arbeitsblatt: Rezepte – Nachmittagsmahlzeit I/Eltern**

# Vorschläge für die Nachmittagsmahlzeit

## Erdbeerspeise mit Quark

**Familienrezept für 4 Personen:**
- ◗ 1 gr. Paket Magerquark (500 g) anstatt
- ● Sahnequark 40%
- ◗ 1 Tasse Milch 1,5% (150 ml) anstatt
- ● Vollmilch 3,5%
- 3 EL Zucker (45 g)
- 2 EL Zitronensaft (30 g) anstatt
- ● **zusätzlich** geschlagene Sahne zum Unterheben

Erdbeeren mit Zucker und Zitronensaft pürieren. Quark mit Milch verrühren und die pürierten Erdbeeren untermischen. Auch ohne geschlagene Sahne eine Köstlichkeit.

**dazu für 1 Person:**
1 Vollkorn-Zwieback (10 g)

1 gr. Tasse Früchte- oder Kräutertee (200 ml)

Durch ◗ statt ● = 170 Kalorien eingespart

## Blaubeeren-Muffins

**Familienrezept für 14 Muffins**
120 g Weizenvollkornmehl
140 g Weizenmehl Typ 550
2 Teel. Backpulver (8 g)
1 unbehandelte Orange (Schale + 80 ml Saft)
1 Ei (55 g)
9 EL Zucker (130 g)
3 EL Rapsöl (36 g)
◗ 1 Glas Buttermilch (200 ml) anstatt
● Sahne 30%
200 g Heidelbeeren (frisch oder TK)

**davon 2 Stück**

Beide Mehlsorten und Backpulver in eine Schüssel geben. Orange waschen, trocknen; Schale mit einer Reibe abreiben. Zu den vorbereiteten Zutaten geben und alles vermischen. Das Ei in eine Rührschüssel geben, mit dem Rührstab kurz verquirlen. Den Zucker hinzufügen und cremig schlagen. Das Öl zugießen, dabei weiterschlagen. Dann Buttermilch zugießen und alles gut verschlagen. Das Mehl-Gemisch in die Rührschüssel geben. Alles mit dem Handrührgerät kurz verrühren, nur eine Minute, sonst wird der Teig zäh. Die frischen oder tiefgefrorenen Heidelbeeren abwaschen und gut auf einem Küchenkrepp abtropfen lassen. Die Heidelbeeren zum Teig geben und mit einem Teigschaber vorsichtig unterheben. Den Backofen auf 180 Grad vorheizen. Papier-Muffinförmchen vorbereiten, nebeneinander auf ein Backblech setzen und zur Hälfte mit Teig füllen. Anschließend auf der mittleren Schiene des Backofens 20 bis 25 Minuten backen.

**dazu als Getränk:**
1 gr. Tasse Früchte- oder Kräutertee (200 ml)

Durch ◗ statt ● = 75 Kalorien eingespart

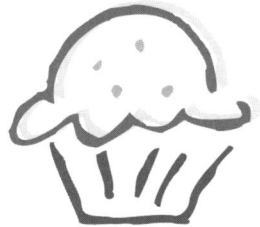

**OBELDICKS/Arbeitsblatt: Rezepte – Nachmittagsmahlzeit II/Eltern**

# Vorschläge für die Nachmittagsmahlzeit

## Obst und Gummibärchen

**1 Portion:**
1 Portion Obst (125 g) z.B. ein gr. Apfel, eine Birne, 1 Nektarine, 10 Erdbeeren, 3 Aprikosen usw.
◗ 15 Gummibärchen (30 g) anstatt
● Schokolade

**dazu als Getränk:**
○ 1 Glas Obstsaftschorle (200 ml)
   (1/3 Obstsaft 100%ig (50 ml) mit 2/3 Mineralwasser (150 ml)) anstatt
● Eistee (z.B. Nestea Tropic)

Durch ◗ bzw. ○ statt ● = 100 Kalorien eingespart

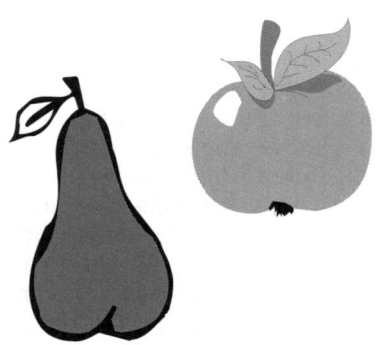

## Kerniger Obstsalat

**Familienrezept für 4 Personen:**
2 Apfelsinen, ohne Schale (300 g)
2 Kiwis (90 g)
1 Birne (140 g)
2 kleine Bananen ohne Schale (200 g)
2 Äpfel (250 g)
3 EL Haferflocken (25 g)
1 EL Zitronensaft (15 g)
2 EL gehackte Haselnüsse (30 g) anstatt
● zusätzlich geschlagene Sahne

Das Obst kleinschneiden. Alles in eine Glasschale geben und mit Zitronensaft überträufeln. Haferflocken und gehackte Haselnüsse in eine nicht gefettete Pfanne geben und bei mittlerer Temperatur leicht rösten. Haferflocken und Haselnussmischung über den Obstsalat streuen. Schmeckt auch ohne geschlagene Sahne gut.

**dazu als Getränk:**
1 Glas Mineralwasser (200 ml)

Durch Einsparen von ● = 90 Kalorien eingespart

**OBELDICKS/Arbeitsblatt: Rezepte – Nachmittagsmahlzeit III/Eltern**

# Vorschläge für die Nachmittagsmahlzeit

## Apfel-Hefe-Kuchen vom Blech

**Familienrezept für ca. 12 Stücke:**
250g Weizenvollkornmehl

1/2 Päckchen Frischhefe oder Trockenhefe (20 g)
1 EL Zucker (15 g)
◒ 125 ml Milch 1,5% anstatt
● Milch 3,5%
3 EL Wasser (45 g)
40 g Margarine
1 Prise Jodsalz
**Belag:**
2 EL Milch 1,5% (30 g)
1200 g Äpfel
**Guss:**
2 Eier (110 g)
◒ 2 Becher Joghurt 1,5% (300 g) anstatt
● Sahnejoghurt 10%
1 EL Zucker (15 g)

Hefeteig wie üblich zubereiten und auf dem Backblech ausrollen. Die Äpfel schälen, vierteln, Kerngehäuse entfernen und in Scheiben schneiden. Den Teig nach dem Aufgehen mit der Milch bestreichen und die Äpfel darauf schichten. Für den Guss Eier mit Joghurt und Zucker verquirlen, über die Äpfel gießen. Bei 175 Grad ca. 30-40 Minuten auf mittlerer Schiene backen.

**dazu als Getränk:**
1 gr. Tasse Früchte- oder Kräutertee, ohne Zucker (200 ml)

Durch ◒ statt ● = 25 Kalorien eingespart

◒ 2 Scheiben Knäckebrot (20 g) anstatt
● 1 Butterhörnchen mit
◒ 2 Teel. Quark 10% (30 g) und 2 Teel. Marmelade/Honig (20 g) anstatt
● 1 Portion Erdnusscreme (20 g)

Durch ◒ statt ● = 155 Kalorien eingespart

## Verschiedene Alternativen

**1 Portion:**
◒ 1 Müsliriegel mit Frucht (25 g) und ○ 1 Stück Obst (125 g) anstatt
● Müsliriegel mit Schokoladenstückchen
Durch ◒ bzw. ○ statt ● = 25 Kalorien eingespart

◒ 4 Vollkornkekse (20 g) und ○ 1 Birne (150 g) anstatt
● 2 Prinzenrollenkekse
Durch ◒ bzw. ○ statt ● = 85 Kalorien eingespart

◒ 1 gr. Becher Fruchtjoghurt 1,5% (250 g) anstatt
● Fruchtjoghurt 3,5%
Durch ◒ statt ● = 95 Kalorien eingespart

◒ 1 Wassereis z. B. Calippo Zitrone anstatt
● 1 Magnum-Classic / 1 Nogger Eis
Durch ◒ statt ● = 190 Kalorien eingespart

◒ 3 Müslizwiebäcke (30 g) und ○ 1 Stück Obst (125 g) anstatt
● 1 Stück Schokoladen-Sahne-Torte
Durch ◒ bzw. ○ statt ● = 280 Kalorien eingespart

◒ 1 Glas Früchtemixmilch aus fettarmer Milch (250 ml) anstatt
● Schoko-Milchshake von McDonald's
Durch ◒ statt ● = 175 Kalorien eingespart

○ 1 Banane (150 g) und ◒ 1 Lakritzschnecke (15 g) anstatt
● 1 Banjo-Riegel
Durch ◒ bzw. ○ statt ● = 415 Kalorien eingespart

◒ 1 Handvoll Studentenfutter (25 g) anstatt
● Chips oder Flips (50 g)
Durch ◒ statt ● = 145 Kalorien eingespart

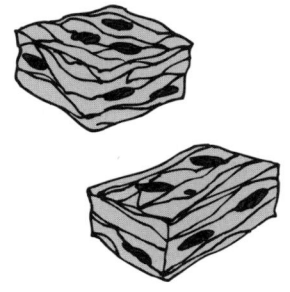

**OBELDICKS/Arbeitsblatt: Rezepte – Abendessen I/Eltern**

# Vorschläge fürs Abendessen

## Gurkensalat mit Mehrkornbrot-Schinken-Brot

**Familienrezept für 4 Personen:**
1 große Salatgurke, geschält (500 g)
**Soße:**
1 EL Rapsöl (12 g)
◐ 1 EL Saure Sahne 10% (20 g) anstatt
● Schlagsahne 30%
1 EL Zitronensaft (15 g)
1 kl. Zwiebel, gehackt (40 g)
1 Bund Schnittlauch oder Petersilie
Gewürze

Öl, saure Sahne, Zitronensaft, Zwiebel, gehackte Kräuter und Gewürze zu einer Marinade verrühren. Gurke in die Soße hobeln.

**dazu für 1 Person:**
◐ 1 1/2 Scheiben Mehrkornbrot (70 g) anstatt
● Crossaint
2 Teel. Senf/Ketchup oder Tomatenmark (10 g)
◐ 1 1/2 Scheiben gekochter Schinken ohne Fettrand (45 g) anstatt
● anstatt Kalbsleberwurst oder Teewurst
◐ 1 Becher Fruchtjoghurt 1,5% (150 g) anstatt
● Fruchtjoghurt 3,5%

1 Glas Apfelsaftschorle (200 ml)
(1/3 Apfelsaft 100%ig (50 ml) mit 2/3 Mineralwasser (150 ml))

Durch ◐ statt ● = 325 Kalorien eingespart

## Karottensuppe mit Knäckebrot

**Familienrezept für 4 Personen:**
1 Zwiebel (80 g)
500 ml Gemüsebrühe
10 Möhren (1000 g)
2 EL Rapsöl (24 g)
1 Glas Orangensaft 100% (200 ml)
◐ 3/4 Becher Saure Sahne 10% (100 g) anstatt
● Crème Fraîche 30%
Jodsalz, Pfeffer, Muskat

Die Zwiebel fein hacken und mit den kleingeschnittenen Karotten andünsten. Die Gemüsebrühe zugeben und 20 Minuten garen lassen. Mit einem Mixstab fein pürieren. Orangensaft und Sahne zugeben und mit etwas Jodsalz, Pfeffer und wenig Muskat abschmecken.

**dazu für 1 Person:**
3 Scheiben Vollkorn-Knäckebrot (30 g)

○ 1 Apfel oder anderes Obst (125 g) anstatt
● 1 Riegel Duplo

◐ 1 kl. Glas fettarme Milch 1,5% (100 ml) anstatt
● 1 Dose Cola

Durch ◐ bzw. ○ statt ● = 200 Kalorien eingespart

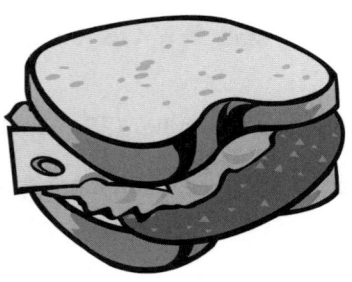

**OBELDICKS/Arbeitsblatt: Rezepte – Abendessen II/Eltern**

# Vorschläge fürs Abendessen

## Pizza-Toast mit Rohkost

**dazu für 1 Person:**
2 Scheiben Vollkorntoast (60 g)
1 kleinere Tomate (50 g)
1 kleine Paprikaschote (rot) (80 g)
◒ 2 dünne Scheiben Schnittkäse 30% Fett i. Tr. (50 g) anstatt
● Butterkäse 50% Fett i. Tr.

Brotscheiben toasten, Tomaten in Scheiben und Paprikaschoten in feine Streifen schneiden. Toast mit Tomatenscheiben, Paprikastreifen und je einer Scheibe Käse belegen. Kurz im Ofen bei 200-250 Grad überbacken.

1 geschälter Kohlrabi (200 g)
oder andere Rohkost

○ 1 Glas Mineralwasser (200 ml) anstatt
● Fanta Orangenlimonade

Durch ◒ bzw. ○ statt ● = 110 Kalorien eingespart

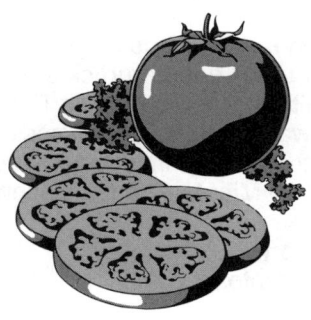

## Möhren-Apfel-Rohkost mit Käsebrot

**Familienrezept für 4 Personen:**
6 Möhren (600 g)
2 Äpfel (250 g)
2 EL Rapsöl (24 g)
4 EL Orangen- oder Apfelsaft (60 g)
1 EL Honig (20 g)
1 EL Zitronensaft (15 g)
1 Prise Jodsalz

Orangen- oder Apfelsaft mit Zitronensaft, Öl und Honig mischen. Möhren und Äpfel je nach Wunsch mittelfein oder grob raspeln, mit der Salatsoße mischen und mit einer Prise Salz abschmecken.

**dazu für 1 Person:**
○ 1 1/2 Scheiben Weizenvollkornbrot (75 g) anstatt
● Käse-Schinken-Blätterteigbrötchen
◒ 1 1/2 Portionen Kräuter-Frischkäse fettreduziert 17% Fett (45 g) anstatt
● Kräuter-Frischkäse 70% Fett i. Tr.

1 gr. Tasse Kräuter- oder Früchtetee (200 ml)

Durch ◒ bzw. ○ statt ● = 255 Kalorien eingespart

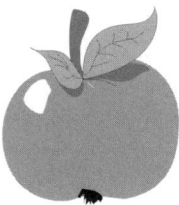

# Vorschläge fürs Abendessen

## Bananenschiffchen mit Möhren-Apfel-Drink

**dazu für 1 Person:**
1 Vollkorn-Brötchen z. B. Dinkel (60 g)
◒ 1 Portion Magerquark (20 g) anstatt
● Sahnequark 40%
1 Banane (150 g)
◒ 1 Teel. Honig (10 g) anstatt
● Nutella

Vollkorn-Brötchen halbieren; jede Hälfte mit Magerquark bestreichen. Banane halbieren und längs durchschneiden. Die Bananenstreifen auf die beiden Brötchenhälften legen und mit etwas Honig überziehen.

1/2 Glas Möhrensaft (100 ml)
3/4 Glas Apfelsaft 100% (125 ml)
1/2 Apfelsine, ausgepresst (25 ml)

Alle Zutaten kräftig mixen. In ein Saftglas füllen.

Durch ◒ statt ● = 40 Kalorien eingespart

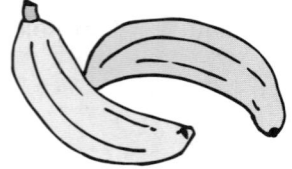

## Bunter Kartoffelsalat mit Toast

**Familienrezept für 4 Personen:**
400g gekochte feste Pellkartoffeln
2 Gewürzgurken (100 g)
100g Gemüsemais oder 1 gr. Apfel (150 g)
2 Tomaten (150 g)
2 kleine Zwiebeln (80 g)
Marinade:
◒ 1 hartgekochtes Ei (55 g) anstatt
● Mayonnaise 80%
○ 1/2 Teel. Senf (3 g) anstatt
● 3 EL Sahne 30% Fett (45 g)
1 1/2 EL Raps- oder Olivenöl (18 g)
3 EL Kräuteressig (45 g)
etwas Gurkenwasser
Jodsalz, Pfeffer, etwas Zucker
gehackte Petersilie und Schnittlauch

Gepellte Kartoffeln, Gurken und Tomaten in Würfel schneiden. Zwiebel schälen; mit Paprikaschoten fein würfeln. Alle Zutaten zusammen mit dem Mais oder dem geraspeltem Apfel in einer Schüssel mischen. Für die Marinade das Ei halbieren. Das Eigelb herausnehmen und mit einer Gabel zerdrücken. Das Eiweiß fein würfeln und zu den anderen Zutaten in die Schüssel geben. Das Öl nach und nach unter das zerdrückte Eigelb mischen. Dann mit Senf, Salz, Zucker, Essig, Pfeffer und Gurkenwasser pikant abschmecken. Zum Salat geben und gut durchmischen. Kräuter unterheben; Salat 30 Minuten ziehen lassen.

**dazu für 1 Person:**
2 Scheiben Vollkorntoast (60 g)

◒ 1 Calippo Orange Wassereis anstatt
● 1 Nogger Choc Eis
1 Glas Mineralwasser (200 ml)

Durch ◒ bzw. ○ statt ● = 300 Kalorien eingespart

OBELDICKS/Arbeitsblatt: Rezepte – Abendessen IV/Eltern

# Vorschläge fürs Abendessen

## Roggenvollkornbrot mit Grünkernaufstrich

**Familienrezept für 4 Personen:**
40 g fein gemahlener Grünkern oder anderes Getreide
80 ml Gemüsebrühe
1/2 kleine Zwiebel (20 g)
1 EL Rapsöl (12 g)
evtl. 1 Knoblauchzehe
Kräuter (z. B. Basilikum, Kerbel, Estragon, Petersilie, Liebstöckel)
40 g Margarine
1 TL Zitronensaft (5 g)
Senf, Pfeffer, Muskatnuss, Jodsalz

Das Grünkernvollkornschrot in Gemüsebrühe aufkochen und erkalten lassen. Geschälte Zwiebel würfeln und in dem Öl glasig dünsten. Knoblauchzehe zerdrücken. Kräuter waschen und fein hacken. Schrot mit der Margarine und den restlichen Zutaten mischen und abschmecken.

**dazu für 1 Person:**
1 1/2 Scheiben Roggenvollkornbrot (75 g)
◒ 1 Portion Grünkernaufstrich s. o. anstatt
● Salami (50 g)
1 Tomate (70 g)
Tomatenscheiben auf das Brot mit Aufstrich legen

1 Glas Mixmilch (200 ml)
◒ aus 2/3 fettarmer Milch 1,5% (150 ml)
   und 1/3 Obstsaft 100% (50 ml) anstatt
● aus 2/3 Vollmilch 3,5% (120 ml),
   2 EL Sahne (30 ml) und 1/3 Obstnektar (50 ml)

Durch ◒ statt ● = 155 Kalorien eingespart

## Power-Burger und Fruchtjoghurt

**für 1 Person:**
1 Vollkornbrötchen (60 g)
1 Salatblatt (15 g)
1 kleines Stück Gurke (40 g)
1/4 rote oder gelbe Paprika (30 g)
(oder 1/2 Tomate)
◒ 1 halbe Scheibe Käse 30% Fett i. Tr. (15 g) anstatt
● Käse 45% Fett i. Tr.
1 Teel. Tomatenmark (5 g)

Gurke in dünne Scheiben, Paprika in Ringe (Tomate in Scheiben) schneiden. Das Brötchen aufschneiden. Die untere Hälfte mit Tomatenmark bestreichen. Danach mit Salatblatt, Käse, Gurkenscheiben und Paprikaringen bzw. Tomatenscheiben belegen. Mit der oberen Brötchenhälfte zuklappen.

◒ 1 gr. Becher Fruchtjoghurt 1,5% (200 g)
   anstatt
● Sahnejoghurt auf Frucht

○ 1 Glas Mineralwasser (200 ml) anstatt
● Fanta Orangenlimonade

Durch ◒ bzw. ○ statt ● = 250 Kalorien eingespart

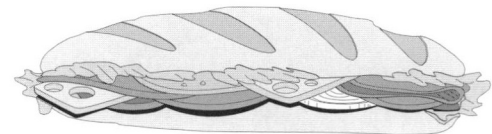

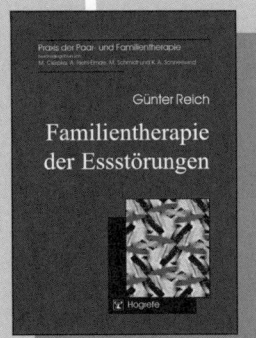
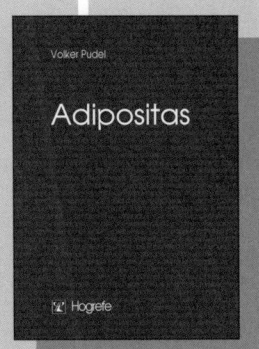
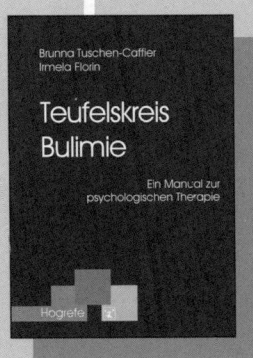
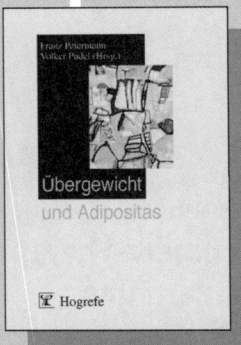

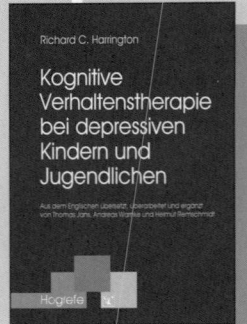
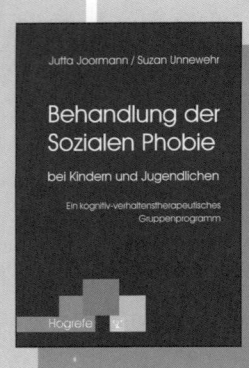
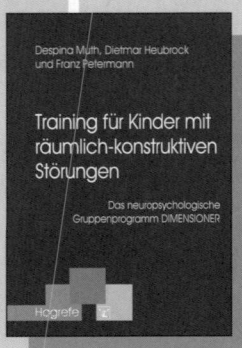
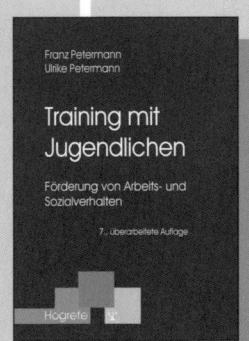
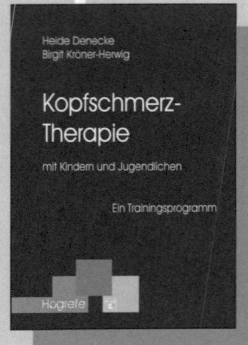
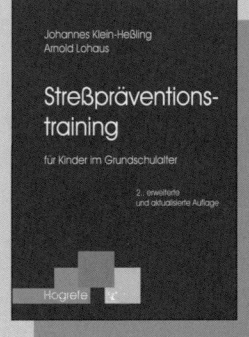